KB220897

절반만 먹어야
두 배 오래 산다

일러두기

• 옮긴이 주는 [　]로 표기했습니다.

절반만 먹어야
두 배 오래 산다

간과 신장을 해독하고 혈관을 깨끗하게 하는
간헐적 단식의 과학

후나세 슌스케 지음 | **오시연** 옮김

보누스

속을 비워야 병이 낫는다

야생동물은 어떻게 질병에서 나을까요? 정말 간단합니다. 굶습니다. 개나 고양이도 마찬가지지요. 사람만 가장 간단하게 낫는 방법을 따르지 않는다니 참 이상합니다. 사람은 몸 상태가 좋지 않으면 바로 약을 찾곤 하지요. 약은 '독'이라 아무리 말해도 들으려 하지 않습니다. 의사도 "약으로 병을 고칠 수 없다."라고 인정했습니다. 의사도 병을 고치지 못한다는 말이지요. 그래도 사람들은 병에 걸리면 병원에 달려가 의사에게 매달립니다. 모두 세뇌당한 게 아닐까 싶을 정도입니다. 그렇게 병원에서 죽어 나가고 가족은 땅을 치며 후회하지만 그때는 이미 늦습니다.

1973년, 이스라엘에서는 병원이 파업한 후 국민 사망률이 절반으로 감소했습니다. 병원이 다시 문을 열자 사망률이 원래대로 돌아갔지요. 현대 의료가 인류를 죽이고 있다는 증거입니다. 이 경악할 일화를 가슴에 새겨야 합니다. 미국의 주요 사망 원인은 의료사고와 병원 내 감염입니다. 매년 심장병으로 죽는 사람보다 병원 때문에 사망하는 사람이 많을 정도이지요.

"현대 의학의 신은 '저승사자'다."
"의료의 90퍼센트가 지구상에서 사라지면 인류는 건강하게 장수할 수 있다."
"현대 의료는 90퍼센트의 만성 질환에 무력하다. 병을 고치기는커녕 악화시켜 죽음에 이르게 한다."

미국의 로버트 S. 멘델슨 박사Robert S. Mendelsohn는 양심선언 으로 현대 의학을 고발했습니다. 그가 옳았습니다. 우리는 진실 을 알아야 합니다. 필자는《병원에서 살해당한다》에서 이렇게 놀라운 사실들을 낱낱이 파헤쳤습니다. "병원에 가면 안 된다니, 대체 어떻게 하란 말이죠?"라는 독자 문의가 쇄도했습니다. 이 책은 그 물음에 대한 답변입니다. 병원에 가지 않고 병을 치유하 는 다섯 가지 방법이 있습니다. 소식(단식), 웃음, 감사, 긴 호흡, 근력 운동입니다. 이유와 방법을 소개하겠습니다.

① 소식(단식)
만병을 치유하는 비법입니다. 병에 걸렸을 때 먹지 않고, 움

직이지 않고, 잘 자면 면역력과 해독력(배독력)이 상승해 몸이 점차 좋아집니다. 이렇게 간단히 병이 나을 수 있나 싶을 정도로 말입니다. 적게 먹는 간헐적 단식으로도 눈에 띄는 효과를 볼 수 있습니다.

감기, 복통, 설사, 두통뿐 아니라 변비, 아토피, 무좀, 요통, 우울병, 당뇨병, 심장병, 간 질환도 모두 나을 수 있습니다. 지금은 믿기지 않겠지만 단식은 암도 극적으로 고치고 난임이나 발기부전까지도 눈에 띄게 개선합니다.

② 웃음

웃음은 암을 치유합니다. 웃으면 암과 싸우는 NK세포Natural Killer cell(자연 살해 세포)가 6배나 증가하기 때문이지요. NK세포는 면역력을 높여 아토피, 류머티즘, 당뇨병, 고혈압 등 거의 모든 병을 나을 수 있게 합니다. 웃음의 의료 효과는 깜짝 놀랄 정도로 훌륭합니다.

③ 감사

"고마워"라는 한 마디는 만병통치약, 즉 '마법의 언어'입니다. 감사하는 마음이 난치병도 낫게 합니다. 감사하는 마음이 난치병을 낫게 하는 메커니즘은 최신 뇌과학에서 입증되었습니다.

④ 긴 호흡

숨을 깊고 길게 내쉬어 보세요. 숨을 잘 쉬기만 해도 부교감 신경이 활성화되고 혈액 순환이 촉진되어 병이 낫습니다. 모든 병은 혈액 순환이 원활하지 않거나 산소가 부족하면 생기기 때문입니다. 숨을 세는 것에 집중하는 '수식관'數息觀(133쪽 참고)을 추천합니다.

⑤ 근력 운동

근육에서는 병을 치유하는 회춘 호르몬이 나옵니다. 호르몬이 나오는 양은 근육량과 활동량에 비례하지요. 근육량이 감소하면 질병과 노화가 일어납니다. 근육을 단련해 증강하면 젊어지는 치유 호르몬이 나와서 질병을 개선합니다.

병원에 가지 않고 병을 치유하는 방법을 자세히 소개하겠습니다. 앞으로 나오는 방법들을 종합적으로 실천하면 기적적인 치유 효과를 발휘해 건강과 장수를 누릴 수 있다고 보증합니다. 돈도 들지 않고 누구나 즐겁게 할 수 있으며 부작용도 걱정할 필요가 없습니다. 자, 이제부터 희망의 책장을 넘겨보세요.

후나세 슌스케

1장

공복은
최고의 약이다

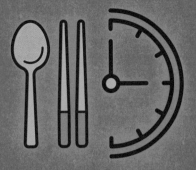

왜 적게 먹어야 하는가

열량 섭취를 40퍼센트만 줄여도 늙지 않는다

소식이 장수를 돕는다는 사실은 여러 실험이 입증했습니다. 미국 코넬대학 교수이자 영양학자인 클리브 맥케이 Clive McCay 는 열량 섭취를 40퍼센트 줄인 쥐가 다른 쥐보다 두 배나 오래 산다는 사실을 담은 논문을 발표했습니다. 먹고 싶은 만큼 먹은 쥐가 소식한 쥐보다 수명이 절반이나 짧다는 것입니다. 즉 사람도 먹고 싶은 만큼 다 먹으면 자연이 부여한 수명이 절반으로 깎입니다.

요가는 만 년이 넘는 역사를 지닌 심신 과학입니다. 이런 요가의 가르침도 같은 사실을 일깨워줍니다. 요가에서 오랫동안 강조한 교훈이 곧 병든 현대인을 구원하는 말인 것입니다.

"80퍼센트만 먹으면 의사가 필요 없고, 60퍼센트만 먹으면 늙음을 잊는다."

"먹을 궁리가 아니라 먹지 않을 궁리를 하라."

"공복 상태를 즐겨라."

40퍼센트만 먹으면 신과 다를 바가 없다

요가의 교훈은 "40퍼센트만 먹으면 신과 다를 바가 없다." 라는 말로 이어집니다. 요가는 고대 산스크리트어로 '연결하다' 라는 뜻이 있습니다. 무엇을 연결한다는 걸까요? 바로 우주와 생명의 연결을 뜻합니다. 인류를 중심으로 생각하면 우주와 사람을 연결한다는 뜻이지요. 더 깊게 말하자면 신과 사람의 연결입니다.

사람은 자신이 우주의 일부라 느낄 때 비로소 깨달음을 얻는다고 합니다. 요가는 우주의 진리에 따라서 사는 것을 목표로 합니다. 열량 섭취를 제한해 우주의 실재에 다가가고 몸과 마음이 조화를 이루는 이상적인 상태에 이르는 것입니다.

많은 사람이 먹는 것이야말로 행복의 시작이라고 믿고 배가 터지도록 먹는 삶을 동경합니다. 그런데 생명의 신비는 그렇지 않은 모양입니다. 요가의 가르침뿐 아니라 예수 그리스도 또

한 "질릴 정도로 먹지 마라."라고 산상수훈[산 위에서 내린 교훈이라
는 뜻으로 《신약성서》 마태복음 5~7장에 실린 예수의 설교]으로 전했습
니다.

"가난한 자에게 복이 있다."라는 말도 같은 이유에서 나왔을
것입니다. 많은 성인이 전파하는 이런 잠언을 현대인을 구원하
는 지혜의 말로 받아들여야 하지 않을까요?

모든 병은
그만 먹어야 낫는다

야생동물은 스스로 치유한다

단식으로 만병을 고칠 수 있다는 것이 요가 가르침의 근본입니다. 야생동물도 사람처럼 병이 들거나 다치기도 하지요. 이럴 때 동물들은 어떻게 병을 치유할까요? 굴속에 누워 아무것도 먹지 않고 조용히 회복되기를 기다립니다.

여기서 중요한 점은 '아무것도 먹지 않는다'는 사실입니다. 동물들은 본능적으로 병과 상처를 낫게 하는 최선의 방법, 자연의 메커니즘을 알고 있기 때문입니다. 자연의 메커니즘은 본능을 다르게 표현한 말입니다. 우주의 이치이자 신의 의지라고도 할 수 있습니다. 본능을 따르는 야생동물은 자연의 메커니즘을 따릅니다. 병에 걸리거나 상처를 입으면 일단 먹기를 멈추는 것입니다.

음식을 소화하고 흡수하는 몸의 활동은 생각보다 큰 에너지를 소모합니다. 세끼를 꼬박꼬박 챙겨 먹을 때 소화와 흡수에 드는 에너지는 마라톤을 풀코스로 완주하는 데 필요한 에너지와 비슷합니다.

단식이 면역력을 키운다

단식을 하면 소화에 쓰이는 에너지가 치유·면역·해독 에너지로 바뀌어 몸을 회복시키는 데 집중할 수 있습니다. 단식을 해서 느끼는 공복감으로 생명력의 스위치가 켜지기도 합니다. 공복감(기아감)을 느끼면 우리 몸은 일종의 위기 상태로 생각합니다. 경고 알람을 울리며 신체의 생명유지 시스템을 일제히 작동합니다. 면역력, 자연치유력, 해독력에 불이 들어와 백혈구 등 면역세포가 증가합니다. 이런 현상은 온몸의 세포에서 나타납니다.

세포 내에서 해독 작용이 일어나고 온몸의 신진대사 속도가 빨라집니다. 이렇게 온몸이 세포가 깨끗해지면서 생명이 활기차게 되살아나는 것입니다.

먹지 말고 움직이지 말고 푹 잔다

질병이나 상처 때문에 몸이 아플 때는 일단 먹지 말고, 움직이지 말고, 자야 합니다. 이것이 철칙이지요. 이 철칙을 따르면 자연치유력이 활성화되어 몸을 빠르게 회복할 수 있습니다. 그런데 현대인은 이와 정반대로 행동하거나 그렇게 행동하도록 강요당합니다. 영양사와 의사가 "규칙적인 식사를 하지 않으면 병이 낫지 않습니다!"라고 말하며 환자를 꾸짖기 때문이지요.

이렇게 말하는 사람은 그렇게 하는 것이 옳다고 믿습니다. 영양학이나 서양의학에서 그렇게 배웠기 때문입니다. 일종의 세뇌와 같지요. 의학계는 환자에게 세끼를 꼬박꼬박 먹기를 권합니다. 세끼를 꼬박꼬박 먹어야 병에 걸려 병원을 찾기 때문이지요. 아픈 사람이 없는 것은 의사에게 악몽과 같은 일이니까요.

일본 정부도 "세끼를 규칙적으로 먹어라."라고 지도합니다. 사람들이 빨리 늙어서 병에 걸려 죽지 않으면 곤란하기 때문이지요. 일본 정부는 하루에 꼭 챙겨 먹어야 할 30가지를 권하기도 하는데 완전히 무의미한 짓입니다. 그런데도 많은 사람이 정부를 믿고 열심히 그 말을 따라 먹습니다. 필자는 하루에 한 끼만 먹으면서도 쾌적하게 생활합니다. 이런 말을 하면 사람들이 놀란 눈으로 쳐다보기 마련이지요.

20

진수성찬은 최악의 식사다

1일 1식이라고 하면 대부분의 사람이 당황합니다. 맛있는 음식을 배불리 먹는 것이 뭐가 잘못되었냐고 말하며 분개하는 모습이 눈에 선합니다. 풍요로운 식생활, 진수성찬이야말로 행복의 상징이니 말입니다. 현대 사회만큼 음식이 넘쳐나는 시대는 없었습니다. 현대인은 갖가지 다양한 음식에 둘러싸여 있지요.

그런데 현대인은 예전에 없던 질병과 증상에 시달리고 있습니다. 가장 상태가 나쁜 것은 미국인입니다. 미국인의 건강 상태는 선진국 중 최저이지만 의료비는 최고입니다. 고도비만, 심장병, 당뇨병, 뇌졸중, 암, 알레르기, 우울증, 자살, 발달장애처럼 참담한 상태가 '병든 초강대국'의 모습입니다.

미국에게 문화적으로 '점령'당한 지 오래인 일본인의 건강 상태도 미국을 뒤쫓고 있습니다. 특히 암, 심장병, 당뇨병 등 생활습관병에 걸리는 사람이 점점 증가하는 추세입니다. 생활습관에서 포식飽食이 가장 나쁘고 그다음으로 양식이 안 좋습니다. 양식이 안 좋다는 말에 귀를 의심할 것입니다. 고기나 스튜, 빵, 버터 등 다채로운 서양 음식을 마음껏 음미하는 것이야말로 누구나 꿈꾸는 완벽한 식사이기 때문입니다. 동경하는 '풍요로운' 식생활이 잘못되었다고 하면 말도 안 되는 소리라며 버럭 화를 낼지도 모릅니다. 그러나 양식은 확실히 '잘못된 식생활'입니다.

세끼를 먹으면 늙는다

필자는 현재 60대 후반입니다. 윤기 나는 검은 머리카락에 역삼각형의 근육질 몸을 유지하고 있지요. 신체 나이는 30대와 다를 바 없다고 생각합니다. 환갑이 지났다는 것을 믿지 않는 사람이 많습니다.

고등학교 동창회에 가서 깜짝 놀랐는데, 필자를 제외하고 동창생 모두가 백발이었기 때문입니다. 백발마저 듬성듬성 빠진 사람도 있었습니다. 동창들은 제 검은 머리카락을 보며 "염색 잘했네!"라며 감탄했습니다. "원래 내 머리야."라고 말하자 다들 눈이 휘둥그레졌습니다. 동창뿐 아니라 주위를 둘러보면 동년배인데도 확연히 늙어 보이는 친구나 지인이 많습니다.

백발은 노화의 척도라고 합니다. 40대나 50대 후배조차 머리가 하얗게 센 사람이 있어서 놀라곤 합니다. 물론 노화에는 개인차가 있지요. 무엇이 노화를 빠르게 만드는지 생각해봤더니 세끼를 다 챙겨 먹었기 때문이라는 결론에 도달했습니다.

일본 언론매체에서 '1일 1식'으로 큰 인기를 끈 나구모 요시노리 의사는 60대이지만 머리카락이 검고 20년은 젊어 보입니다. 그를 보면 중장년 때 급격히 늙은 사람은 세끼를 챙겨 먹었기 때문이라는 생각이 더욱 공고해집니다. 일본에서 불식不食으로 유명한 아마다 다카오 선생은 "먹으면 먹을수록 죽음이 가까워지는 노화가 진행된다. 이것은 당연한 일이다. 불식을 계속하면 시간이 역행해 세포가 젊어진다."《불식실천노트》)라고 말합니다.

포이트 영양학은
잘못된 식생활의 원흉이다

영양학의 아버지가 잘못된 식생활을 전파했다

　인류는 언제부터 잘못된 식생활을 선택했을까요? 근대 영양학이 '잘못된 식생활'을 만든 주요 원인입니다. 그 뿌리는 독일의 포이트 영양학에 있습니다. 뮌헨대학에서 45년간 생리학을 가르친 칼 포이트 박사는 독일 국민에게 성인의 하루 필요 단백질량(48g)을 2.5배로 부풀려 118g을 섭취하라고 권했습니다. 포이트 영양학의 이론은 지금 보면 경악스러운 내용입니다.

　단백질을 가장 훌륭한 영양소로 꼽으며 탄수화물은 영양가가 없으니 섭취하지 않아도 된다고 합니다. 더군다나 "동물성 단백질(고기)이 가장 뛰어나고 식물성 단백질은 그보다 열등하다." 라며 고기야말로 최고의 영양원이라는 육식 예찬론을 주장했습니다.

그가 설파한 "단백질을 섭취하라!"라는 말은 결국 "고기를 먹어라!"라는 뜻이었습니다. 게다가 필요량의 2.5배나 먹으라고 권고했습니다. 좋은 음식은 아무리 많이 먹어도 지나치지 않다는 말도 내뱉었는데 이것이 포이트 영양학의 중심 내용입니다. 말도 안 되는 주장이지요. '영양학의 아버지'는 지나침은 부족함만 못하다는 것을 몰랐던 모양입니다.

식육 산업과 군부를 위한 영양학

당시 독일은 의학, 생리학, 영양학 분야에서 유럽의 중심에 있었습니다. 독일에서도 핵심적인 위치는 뮌헨대학이 차지했습니다. 포이트 영양학이 유럽 전체의 영양학으로 확립되는 것은 시간문제였지요. 포이트 교수는 자신의 '고고한 명령'이 유럽의 영양 정책을 좌우하자 필요한 양의 2.5배나 더 많은 고기를 먹으라고 선동한 것입니다.

배후에는 유럽의 강대한 식육 산업이 있었습니다. '영양학의 아버지'가 선동한 덕분에 식육 매출이 2.5배로 증대했습니다. 즉 식육 산업이 '영양학의 우두머리'를 조종했던 것입니다. 유착관계는 그뿐만이 아니었습니다. '육식 예찬' 영양학은 군부

에도 이득이었습니다. 군부에서 채식보다 육식이 이로운 이유
는 동물 실험으로도 확인할 수 있습니다.

성장성 : 육식은 신체 발달을 촉진한다. 전투에는 체격이 큰 병사가
유리하다.

공격성 : 육식은 채식보다 체질을 산성화한다. 체질이 산성화되면
짜증이 쉽게 나며 공격적으로 변할 뿐 아니라 난폭하고 잔인해진
다. 병사로서 '가장 바람직한' 상태다.

순발력 : 공격적으로 변한다는 것은 병사의 필수 조건인 순발력이
높아진다는 말이다.

독일 군부는 포이트 교수를 영양학 고문으로 중용했습니
다. 1868년에 들어선 일본 메이지 정부는 이 '영양학의 아버지'
를 초빙해 가르침을 청했습니다. 그렇게 메이지 정부 이후 일본
의 영양학도 '포이트 영양학'에 지배당했습니다. 육식과 동물성
식품을 예찬하고 탄수화물을 비하하게 된 것입니다.

칼로리 이론의 치명적 오류

포이트 영양학의 '칼로리 이론'도 중대한 오류입니다. 포이

트는 인간의 에너지원을 칼로리(열량)라고 생각했습니다. 칼로리가 산화해서 발생하는 열에너지가 생명 에너지의 원천이라고 믿었지요. 난로(보일러)에서 석탄을 태우는 것과 같은 발상입니다. 인간이 섭취한 음식이 체내에서 연소할 때 발생하는 에너지를 칼로리로 산출해서 필요 열량으로 정한 건데, 지금도 영양학에서는 끊임없이 '칼로리'를 외칩니다.

칼로리 지상주의는 육식 예찬과 더불어 포이트 영양학의 2대 실패라 할 수 있습니다. 칼로리 지상주의는 이미 옛날에 깨졌습니다.

모리 미치요 씨는 약 20년간 하루 녹즙 한 잔만 마시며 사는 것으로 유명한 분입니다. 포이트는 하루의 최소 필요 섭취 열량을 약 1,200kcal로 정했지만 그분이 하루에 섭취한 열량은 고작 50kcal입니다. 잠만 자도 1,200kcal을 섭취하지 않으면 아사한다고 걱정하지만 모리 씨는 포이트 이론이 설정한 하루 섭취 열량의 24분의 1로 20년이나 건강하게 살고 있습니다. 해골처럼 마른 상태가 아니라 보기 좋게 살이 붙은 얼굴로 말입니다.

소식을 하며 건강하게 사는 사람은 셀 수 없이 많습니다. 최근 단식을 새로운 시각으로 조명하고 있는데 20일이 아니라 40일 이상 단식으로 오히려 심신이 건강해지는 사람도 많지요. 포이트의 칼로리 이론을 따르면 벌써 예전에 아사했어야 합니다. 그런데 오히려 쌩쌩하게 잘살고 있지요. 인류에게는 최소 4단계의 에너지 공급 시스템이 갖춰져 있다고 합니다.

> **1단계** : 산화에너지계(칼로리 이론의 근거)
> **2단계** : 해당에너지계(당 분해에 의해 에너지를 얻는 과정)
> **3단계** : 핵에너지계(핵의 융합과 분열로 생물학적 원소 전환)
> **4단계** : 우주에너지계(초극소 생명체 '소마티드 Somatid'를 통해 증식)

1~3단계는 이미 의학적·과학적으로 입증되었습니다. 4단계는 자연 의학계의 중진인 모리시타 게이이치 박사가 제창했습니다. 세계 각지에서 전혀 음식을 먹지 않고 장수하는 사람의 기록과 보고가 다수 있는데 그 수수께끼를 푸는 것이 4단계의 '우주에너지계'입니다. 요가는 '우주의 기가 생명의 근원'이라고 설파합니다. 머지않은 미래에 그것이 진리임이 밝혀질 것입니다.

최신 과학에 현대 영양학과 의학이 무너진다

포이트에게는 충성스러운 제자들이 있었습니다. 그의 제자 아트워터는 포이트의 연구소에서 연구원으로 생활하다가 미국에 돌아가 스승의 가르침을 전파했습니다. 그는 미국 농무부에 열심히 홍보 활동을 해서 국립농업시험장을 설립했고 스스로 초대 소장으로 취임했습니다. 그리고 "미국인은 하루 126g의 단백질(고기)을 섭취해야 한다."라고 발표했습니다. 스승의 가르침보다 더 '증식'한 양이지요. 이것이 근대 영양학으로 학생들에게 주입되어 미국인의 '상식'으로 둔갑했습니다. 이런 상식은 서구의 식민지정책으로 전 세계에 퍼져 이제 현대인의 '상식'이 되었습니다.

일본에서도 많은 사람이 고기 등 동물성 단백질은 우수한 단백질이라고 믿지요. 전혀 놀랍지 않은 일입니다. 전 세계 사람이 그렇게 '세뇌'당했으니 말입니다. 후대 학자들은 "포이트 영양학은 과학적·의학적·통계적 검증을 전혀 거치지 않았다. 굳이 말하자면 그것은 포이트 박사의 공상에 지나지 않는다."라며 포이트 영양학을 통렬하게 비판했습니다.

공상을 다른 말로 표현하자면 '망상'입니다. 일개 학자의 망상이 근대 사회를 거쳐 현대 영양학의 중심 이론으로 활개를 칩니다. 현재 대학교 영양학부에서 가르치는 것은 근본적으로 잘못된 포이트 영양학입니다. 이것은 교육이 아니라 '광육'狂育이지요. 의학 분야와 마찬가지로 영양학도 악의적이고 우스꽝스러운 '광육'에 지배된 것입니다. 최근 몇 년, 새롭게 드러나는 사실들에 의해 포이트 영양학은 밑바닥부터 흔들리고 있습니다.

미국의 보건의료정책 자문 역할을 담당한 콜린 캠벨도 《무

엇을 먹을 것인가》에서 "동물성 단백질이야말로 사상 최악의 발
암 물질이라는 놀라운 사실도 입증되었다."라고 밝힙니다. 최근
발견한 장수유전자는 칼로리를 제한했을 때 발현된다는 새로운
사실도 입증되었습니다. 이렇게 현대 영양학은 현대 의료와 마
찬가지로 거대한 소리를 내며 무너지고 있습니다. 마침내 최신
과학이 고대의 지혜, 즉 요가의 교훈을 훌륭하게 입증하고 있는
것입니다.

단식이 건강에 좋은
10가지 이유

미국의 유명 사회비평가 업튼 싱클레어는 "단식할 마음이 든다는 것은 생물적 본능에 눈을 떴다는 뜻이다."라고 말합니다. 단식은 만병통치약입니다. 요가의 메커니즘은 실로 단순합니다.

모든 병은 몸속 독에서 생기고, 몸속 독에는 '음식'의 독과 '마음'의 독이 있습니다. 음식의 독은 대사 능력 이상으로 음식을 섭취할 때 몸속에 노폐물로 쌓입니다. 즉 과식으로 인한 독입니다. 마음의 독은 고민이나 불안을 느낄 때 아드레날린처럼 유해한 호르몬 형태로 발생합니다. 독사 서너 마리의 독에 필적하는 맹독이지요. 이 독이 온몸을 돌아다니면 기분이 나쁘고 속이 메슥거립니다. 단식은 몸속 독을 3단계에 걸쳐 신속하게 배출, 분해, 정화합니다.

1단계 자기 정화

생명은 IN과 OUT으로 이루어집니다. 단식은 'IN'을 막아서 'OUT'(배설)을 가속화합니다. 해독(디톡스) 작용으로 우리 몸을 정화하면서 자연이 부여한 이상적인 상태로 돌아갑니다.

2단계 병소 융해

해독에 의한 자기 정화는 병소 부분을 최우선으로 분해하고 정화합니다. 이게 바로 병소 융해입니다. 전형적인 예로 암이 있지요. 암의 정체는 '몸속에 있는 독'을 한곳에 모아서 혈액을

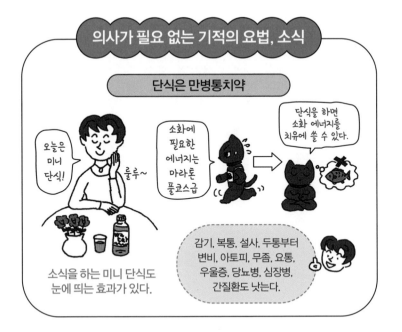

정화해 연명하는 장치입니다. 그래서 단식을 하면 암을 제일 먼저 분해하고 소멸할 수 있습니다.

3단계 조직 재생

정화되고 융해된 병소 부위에는 새로운 조직과 기관이 생깁니다. 자가포식현상입니다. 단식이야말로 진정한 재생의료라고 할 수 있습니다.

① 체질을 바꾼다

② 기억력이 상승한다

③ 에너지를 올바르게 사용한다

④ 숙변을 배출한다

⑤ 환경 독소를 배출한다

⑥ 혈관이 젊어진다

⑦ 유전자를 활성화한다

⑧ 스태미나를 강화한다

⑨ 면역력을 높인다

⑩ 활성산소를 줄인다

(고다 미쓰오, 《기적이 일어나는 반일 단식》에서)

단식 박사로 잘 알려진 고다 미쓰오 의사가 단식의 10가지 효능을 밝혔습니다. 이렇게 놀라운 효능을 알고 있는 의사는 거의 없습니다. 현대 의학 교육은 단식의 효능을 일절 가르치지 않기 때문이지요. 소식과 절식의 효용조차 묵살할 뿐만 아니라 단식을 하면 영양실조에 이를 수 있다며 완전히 부정적인 입장을 표합니다. 영양을 충분히 섭취하지 않으면 병이 낫지 않는다고 맹신합니다. 완전히 잘못된 근대 영양학(포이트 영양학)에 '세뇌' 당한 것입니다.

고다 미쓰오 의사가 말한 단식의 10가지 효능을 자세히 살펴볼까요? 단식이 만병통치약이라는 주장을 이해할 수 있을 것입니다.

① 체질을 바꾼다
몸의 자연치유력을 활성화한다

오염물질을 배출하는 몸의 대청소

단식의 최대 목적은 무엇일까요? 과식으로 쌓인 몸속 불필요한 물질을 제거하는 것입니다. 몸속 불필요한 물질은 지방이나 독소라는 형태로 축적되는데, 그것을 '체독'体毒이라고 합니다. 단식은 체독을 제거하지요. 이른바 몸을 대청소해서 몸속에 눌어붙은 '더러움'을 깨끗이 없애는 것입니다. 그러면 생명력이 순식간에 회복됩니다. 깨끗이 청소한 엔진이 최고의 상태로 작동하는 것과 같습니다.

이렇게 단식은 인간이 본래 가진 능력을 최대한 끌어냅니다. 그런데 평소에 배가 터지도록 먹고 늘어지는 생활을 계속하면 어떻게 될까요? 체질까지 늘어지게 됩니다. 생명력이란 사고력, 순발력, 나아가 치유력과 같은 '내면의 힘'을 말합니다. 매일 배불리 먹는 생활을 하면 그 능력이 점차 둔화하고 몸 전체가 축 늘어진 상태가 되면서 몸속에 더러움(체독)이 쌓여갑니다.

단식으로 몸속을 완벽히 청소한다

단식은 몸속을 대청소해서 내장을 신속하게 회복시킵니다. 간은 독소를 분해하고 신장(콩팥)은 독소를 여과합니다. 그런데 세끼를 꼬박꼬박 챙겨 먹으면 미처 소화, 흡수, 대사가 되지 못한 음식이 불필요한 체독으로 변합니다. 병으로 체력이 약해진 상태에서는 간이 물밀 듯 밀려오는 체독을 충분히 분해하지 못합니다. 체독은 신장의 여과 필터에 쌓여 필터를 막습니다.

간은 회복 능력이 있습니다. 단식을 해서 새로운 음식물이 들어오지 못하면 간이 남아 있는 물질을 분해하고 자연히 신장의 여과 필터도 깨끗해집니다. 이러한 자가정화 작용은 우리 몸의 모든 조직과 기관, 장기로 퍼져갑니다. 이렇게 대청소를 마친 몸은 활력을 되찾습니다.

몸속 비상사태가 자연치유력을 높인다

단식으로 음식물이 끊기면 축 늘어져 있던 몸은 비상사태라고 느낍니다. 그러면 몸의 모든 기관과 조직, 세포가 눈을 뜹니다. 이제 어떤 일이 일어날까요? 고다 의사는 이런 기아 상태라는 스트레스에 대한 반발력이 몸의 구조를 크게 바꾼다고 합니다. 그리고 변화의 힘, 체질을 변환하는 과정이 각종 질병과 증상을 치유하는 힘(치유력)으로 나타난다고 주장하지요.

　단식을 하면 스트레스에 강해진다는 사실도 과학적으로 입증되었습니다. 호르몬의 사령 기관인 뇌하수체에서 스트레스에 강하게 저항하는 물질이 나오기 때문입니다. 자연치유력도 강화된다는 사실 또한 여럿 보고되었습니다.

② 기억력이 상승한다
아침 식사를 걸러야 몸에 좋다

NHK 방송의 거짓말

아침 식사를 거르면 몸에 좋지 않다는 주장은 악의에 찬 거짓말입니다. 그러나 일본 정부와 의학계는 하루 세끼를 강하게 권합니다. 또 언론매체까지 아침 식사를 거른 학생은 성적이 나쁘다고 선전합니다. 일본의 공영방송 NHK의 과학 프로그램에서 얼핏 과학적 근거가 있어 보이는 내용으로 악질적인 목적을 담은 방송을 내보냈습니다.

아침밥을 거른 학생과 먹은 학생을 대상으로 시험을 보게 하고 아침밥을 거른 학생의 점수가 낮은 것을 근거로 '아침 식사를 거르면 뇌에 좋지 않다'는 결론을 내렸습니다. 그런데 아침 식사를 거르는 학생들에게 전날 밤 버터가 들어간 라멘을 야식으로 먹였다는 사실이 발각되었습니다. 학생들은 기름진 음식을 소화하느라 에너지를 빼앗겨 성적이 오르지 않았을 것입니다. 교묘하게 조작한 실험이었지요.

사실 평소에 하루 세끼를 꼬박꼬박 먹던 사람이 갑자기 아침밥을 안 먹으면 공복감으로 평소 실력이 나지 않는 것이 당연하지 않을까요? 객관적인 실험을 통해 비교하고 싶다면 평소에 두 끼만 먹는 사람과 세끼를 다 먹는 사람을 선정해 비교해야 했습니다. NHK의 실험은 설정 단계부터 틀렸다는 말입니다. 즉 처음부터 '아침 식사를 거르면 안 된다'는 결론을 내기 위한 작위적 실험이었다고 할 수 있습니다.

공복인 파리의 기억력이 두 배 높다

공복일 때 기억력이 상승한다는 것은 동물 실험으로도 입증되었습니다. 실험 대상은 파리인데, 뜻밖에도 파리의 유전자 중 70퍼센트는 사람과 같고 기억을 유지하는 원리도 사람과 비슷하다고 합니다. 도쿄도 의학종합연구소의 연구팀은 초파리를 이용한 실험을 통해 공복 상태일 때 기억력이 향상한다는 사실을 발견했습니다. 이 획기적인 논문은 미국의 유명 과학학술지 〈사이언스〉에 게재되었습니다. 이 연구소의 히라노 야스히로 주임연구원은 "사람도 공복일 때가 기억력이 높을 수 있다."라고 말했습니다.

실험은 먹이를 주지 않고 공복 상태로 만든 파리 약 100마리를 관찰하는 방식으로 진행했습니다. 먼저 파리에게 어떤 냄새를 맡게 하면서 전기 충격을 가했습니다. 그리고 다음 날 파리가 냄새를 맡을 때 그 '불쾌한 기억'을 기억하는지 관찰했습니다. 파리가 그때의 냄새를 기억한다면 냄새가 나는 곳에 가까이 가지 않을 것이고 반대로 기억하지 못한다면 냄새가 나는 곳으로 다가갈 것이기 때문입니다. 이 행동의 차이를 관찰하는 것이 파리의 기억력 테스트였습니다. 그러자 9~16시간 동안 '절식'을 한 파리 그룹이 냄새를 가장 잘 기억했습니다. 그 비율은 배가 부른 상태인 파리의 약 두 배에 달했습니다.

공복 상태에서 특수단백질이 증가해 기억력이 상승한다

공복이 기억력을 두 배로 높인 것입니다. 그러나 20시간 이상 절식시킨 파리는 공복 시간이 너무 길어서인지 냄새를 기억하지 못했습니다. 지나친 공복 상태는 오히려 기억력을 떨어뜨린다는 것을 알 수 있었습니다. 연구팀은 공복과 기억의 메커니즘을 다음과 같이 설명했습니다.

"공복 시에는 먼저 혈당치를 통제하는 인슐린 분비가 저하한다. 인슐린의 양이 낮아지면 특수단백질인 CRTC가 활성화된다. 연구팀은 이 단백질에 착안해 단백질 활성화를 억제한 상태에서 실험해보았다. 그러자 이번에는 공복 상태에도 기억력이 상승하지 않았다."

이 결과를 근거로 연구팀은 '뇌내 CRTC 활성화가 기억력을 향상시킨다'는 결론에 도달했지요. CRTC는 인간의 몸속에도 존재합니다. 이 기억력 향상의 원리를 이용해 치매나 건망증을 약화하는 약을 만들 수 있을지도 모른다고 기대하고 있습니다.(《도쿄신문》)

공복은 기억력이라는 뇌 활성 스위치를 켠다는 것입니다. 이렇게 '아침 식사를 걸러서 공복일 때가 머리가 잘 활동한다'는 것을 과학적으로 증명했습니다.

세끼를 챙겨 먹으면 병에 걸린다

정부나 의학계가 세끼를 제대로 챙겨 먹으라고 집요하게 말하는 데는 제대로 먹고 제대로 병에 걸려서 우리가 제대로 돈을 벌게 해달라는 '속내'가 숨어 있습니다. 독일에는 "하루 세끼 중 두 끼는 자신을 위해, 한 끼는 의사를 위해."라는 속담이 있습니다.

고다 의사는 "아침 식사를 거르면 뇌 기능이 저하한다는 설은 탁상공론일 뿐이다." "배부를 때와 공복일 때, 업무나 학습 능률은 어느 때가 더 높을까? 공복일 때다."라고 말했습니다. 점심을 먹고 일을 시작하면 머리가 멍하거나 졸렸던 경험은 누구나

한 번쯤 해봤을 것입니다.

　반나절 단식을 하면 일에 방해가 되지 않을까 걱정하지만, 꾸준히 해서 익숙해지면 절대 어지럽지 않다고 고다 의사는 말합니다. 배가 고프다고 뇌 활동이 둔해지는 게 아니라는 것입니다. 공복일수록 오히려 머리가 맑아지며 잘 돌아갑니다.

　요가 건강법 지도자인 오키 마사히로 선생도 "배가 고플수록 몸 상태가 좋아진다. 그것이 진정한 건강체다."라고 합니다. 필자도 대부분 1일 1식을 합니다. 호텔에서 조식을 억지로 먹으면 오히려 속이 안 좋아지고 전체적으로 몸 상태도 나빠집니다. 그럴 때는 아침 식사뿐 아니라 점심, 저녁 식사도 거릅니다. 즉 하루 단식을 하는 것입니다. 그러면 몸 상태가 신속하게 회복되며 몸이 가벼워지고 머리가 맑아지는 것을 느낄 수 있습니다. 몇 시간씩 쉬지 않고 원고를 써도 전혀 지치지 않는 상태에 이릅니다.

③ 에너지를 올바르게 사용한다
단식으로 머리가 맑아지는 이유

뇌의 에너지원은 포도당이 전부가 아니다

세끼를 먹는 사람에게 아침 식사를 거르라고 권장하면 "어휴, 못해요. 배가 고파서 어질어질해져요!" "머리가 돌아가지 않아요."라며 손사래를 칩니다.

보통 식사를 하는 사람은 뇌가 포도당만을 에너지원으로 삼기 때문입니다. 그런데 식사를 거르면 뇌는 다른 영양소를 에너지원으로 삼습니다. 단식을 하면 뇌는 무엇을 에너지원으로 삼을까요?

캐나다의 오웬즈 박사는 단식 중인 사람의 뇌를 연구하다가 뜻밖의 사실을 발견했습니다. 뇌가 포도당을 30퍼센트밖에 소비하지 않은 것입니다. 뇌의 에너지원 중 50퍼센트는 케톤체 ketone body(베타히드록시부티르산)로, 나머지 10퍼센트는 알파아미노질소, 10퍼센트는 아세트초산으로 옮겨갔습니다.

단식 비판론자는 "뇌는 포도당만을 에너지원으로 삼는다. 단식은 혈중 포도당을 저하시키므로 뇌 기능도 저하한다."라고 주장해왔습니다. 그들은 뇌가 포도당이 아닌 다른 에너지를 영양원으로 삼을 수 있다는 사실을 알지 못했던 것입니다.

단식을 하면 행복해진다

단식 중인 뇌의 영양원 50퍼센트는 케톤체라고 했습니다. 케톤체는 지방이 분해되어 생성되는 물질입니다. 즉 단식을 하면 체내의 포도당이 감소하기 때문에 뇌는 체내에 쌓인 지방을 분해해 에너지원으로 사용하는 것입니다.

"케톤체를 에너지원으로 삼은 뇌는 뇌파의 일종인 알파파를 늘리고 뇌하수체에서 베타엔돌핀이라는 물질의 분비량을 증가시킨다는 사실도 밝혀졌다."라고 고다 의사는 말했습니다. 알파파는 심신이 가장 편안한 상태에서 나오는 뇌파입니다.

좌선하는 승려의 뇌에서도 알파파를 관찰할 수 있습니다. 베타엔돌핀은 '쾌감 호르몬'이라고도 불립니다. 단식을 하면 심신이 평온하게 유지되고 행복을 느끼는 이유입니다. 고다 의사는 종교시설에서 심신을 정화하는 수단으로 단식을 행하는 이유가 이런 원리를 경험적으로 알기 때문이라고 말합니다.

반나절 단식은 다이어트에 최적

단식 중에는 뇌뿐 아니라 몸도 지방을 케톤체로 바꾸어 에너지원으로 삼습니다. 종종 단식으로 지방을 태운다고 하는데, 이러한 원리에 기인한 말입니다.

아침 식사를 건너뛰기만 하면 되는 반나절 단식을 해도 지방을 태울 수 있습니다. 즉 아침 식사만 걸러도 체지방이 점차 감소한다는 것입니다. 그야말로 다이어트에 최적이지요. 고다 의사는 "체질이 바뀌어서 체내 에너지를 이용하는 방법이 바뀌는 것으로도 체지방이 감소한다."라고 단언합니다.

④ 숙변을 배출한다
만병의 원인인 '혈액 오염'을 정화한다

과식은 혈액을 끈끈하게 만든다

"생명은 IN과 OUT이다! 집어넣었으면 내보내라. 내보냈으면 집어넣어라."

일본에서 가장 저명한 요가 지도자 오키 마사히로 선생의 가르침입니다. 이것은 '먹었으면 배설하라'라는 의미이기도 합니다. 고다 의사도 "먼저 내보내는 것부터 생각해야 한다. 지하철도 탄 사람이 내리고 나서 탄다. 아직 사람이 내리고 있는데 타려고 하면 혼란이 발생한다."라며 오키 마사히로 선생과 같은 조언을 합니다. 지당한 말입니다.

자연 의학의 대가인 모리시타 게이치 박사도 몸에 노폐물이 남아 있는데 영양을 주입하면 탁해진 혈액이 순환하는 혼란이 생기고 각종 병이 생긴다고 주장합니다. 노폐물이 완전히 배출되지 않은 상태에서 음식을 먹기 때문에 생긴 끈적끈적해진 피(혈액 오염)가 만병의 원인이라는 것입니다. 따라서 혈액을 정화하면 만병이 낫고, 혈액을 정화하는 가장 좋은 방법은 단식이고, 단식은 만병을 치유하는 묘법이라는 삼단논법이 성립합니다.

최악의 노폐물인 '숙변'이 만병의 원흉이다

　단식은 노폐물을 배출하는데 여기에서 가장 큰 부분이 '숙변' 배출입니다. 숙변은 최악의 노폐물로, 과식 때문에 장내에 남습니다. 숙변은 장을 마비시키는데, 그것이 바로 변비입니다. 그 독소가 장벽에서 체내로 흡수되어 다양한 증상을 일으킵니다.

　고다 의사는 "숙변은 결국 심근경색, 뇌경색, 암, 교원병[피부와 근육이 붙거나, 근육과 뼈가 이어져 붙거나 세포와 혈관 사이가 메워지는 병의 총칭], 아토피성 피부염 등 각종 질병의 원인이 된다."라고 말합니다. 숙변의 독소가 온몸에 퍼져 만병을 일으킨다는 것입니다.

　이것이 과식과 포식의 대가입니다. 과식이야말로 만병의 원흉이고, 그 원흉인 숙변을 축적하지 않고 제거하는 방법은 단식밖에 없습니다. 고다 의사는 장시간 뱃속에 아무것도 집어넣지 않으면 장이 활발하게 움직이면서 스스로 배설 능력을 강화한다고 합니다.

⑤ 환경 독소를 배출한다
단식은 최강의 해독 작용을 한다

우리 주변은 독극물로 가득하다

이때에도 'IN과 OUT의 법칙'이 작용합니다. 생명체는 몸속에 들어간 이물질을 몸 밖으로 배설하는데, 세포 하나하나도 마찬가지입니다. 독이 있는 물질이 침입했을 때는 말할 것도 없지요. 단식은 생명체의 '해독(배독 排毒) 작용'을 촉진합니다. 몸속에서 독소를 추방하려면 먼저 음식물 주입을 중지해야 합니다. 지하철에서 사람들이 내린 다음에 타는 것과 같습니다. 타고 있는 승객을 내보내지 않으면 지하철을 청소할 수 없으니까요.

우리 주변은 독이 있는 물질로 가득합니다. 먼저 의약품을 들 수 있습니다. '약은 독이다!'라는 진리를 잊어서는 안 됩니다. 몸에 쌓인 독으로 병에 걸렸는데 약이라는 독까지 주입하니 독은 배로 늘어납니다. 그러니 병이 나을 리가 없고 오히려 악화됩니다. 그런 의미에서 현대 의학의 '약물요법'은 근본부터 잘못되었습니다.

농약이나 식품첨가물 등 유독한 합성화학물질이나 물이나 공기 등에 있는 오염물질도 있습니다. 맹점은 주택입니다. 소위

'브랜드' 건설사가 지은 주택은 화학물질 덩어리로, 자재에서 유독한 VOC(휘발성 유기화학물질)가 휘발하여 실내에 머뭅니다.

더욱 심한 맹점은 합성세제나 화장품, 샴푸, 헤어 제품입니다. 전부 '경피독'이므로 피부를 통해 체내에 침입합니다. 미에 대학 의학부의 사카시타 사카에 박사는 시판 합성 샴푸를 쥐의 등에 도포하는 실험을 했습니다. 그러자 쥐의 등에 난 털이 빠지고 피부가 짓무르더니 실험한 쥐의 3분의 1이 피를 토하며 사망했습니다.

샴푸나 헤어 제품의 정체는 탈모와 짓무름을 촉진하는 무서운 피부 독극물입니다. 탈모, 머리카락 끝이 갈라지는 현상, 대머리, 흰머리가 늘어나는 것이 당연한 일입니다. 그런데도 텔레비전이나 잡지의 사기 광고에 속아 넘어가 소비자는 여전히 그런 제품을 사용합니다.

이렇게 우리 주변에 넘쳐나는 독물질을 환경 독이라고 합니다. 단식은 체내에 쌓인 환경 독을 해독해주는데, 이른바 디톡스(해독) 작용을 도와줍니다.

단식을 했더니 소변을 통해 농약이 나왔다

고다 의사는 단식에 의한 농약 '해독 효과'를 실험으로 입증했습니다. 고도경제성장기에 일본은 유기염소계 농약을 전국적으로 사용하였습니다. 그 대표적인 극약(살충제)이 BHC로, 몸속에 들어가면 지방에 축적됩니다.

고다 의사는 "BHC가 일단 지방에 쌓이면 몇 년이 지나도 배출되지 않는다. 그 시대에 살았던 많은 일본인의 체내에는 아직도 BHC가 축적되어 있을 것이다."라고 BHC의 끈질김을 알리며, 고베대학 의학부 요시다무라 교수와 '단식으로 인한 BHC 해독 효과'를 실험했습니다. 그 결과 단식을 하면 소변에 대량의 BHC가 배출된다는 것을 알아냈습니다. 단식으로 체지방이 케톤체로 분해되어 내부에 쌓인 BHC가 해독되는 것입니다.

그 밖에 환경 호르몬인 다이옥신이나 비스페놀A(플라스틱 첨가물) 등이 체내에 침입하고 있습니다. 위장의 움직임이 약한 사람과 과식으로 숙변이 쌓여 있는 사람은 체내에 침입한 환경 호르몬 때문에 배설 능력이 저하된 상태라고 합니다. 지방에 축적되면 쉽게 배출되지 않기 때문입니다.

고다 의사는 환경 호르몬도 BHC처럼 단식으로 해독할 수 있다고 주장합니다. 지방을 '연소'하면 독소가 소변이나 대변으로 배출되기 때문입니다. 규슈대학 연구로 이미 '생채소나 클로렐라 등을 많이 섭취하면 다이옥신이 배출된다'는 것이 입증되었습니다. 이른바 식이섬유에 의한 해독 효과입니다. 식이섬유가 단식의 해독 효과에 한층 더 힘을 실어주는 것입니다.

⑥ 혈관이 젊어진다
몸속 지방이 분해되고 배출된다

단식으로 살과 뼈가 피로 돌아간다

"단식이 몸에 일으키는 변화 중에서 특별한 점은 자가분해 이다." 고다 의사가 한 말입니다.

자가분해는 다소 이해하기 힘든 용어인데, 쉽게 말하면 몸의 세포가 혈액으로 돌아가는 현상입니다. 흔히 음식은 피가 되고 살이 된다고 하는데 실제로 그런 일이 우리 몸 안에서 일어나는 것입니다.

그런데 단식으로 일종의 기아 상태가 되면 그와 정반대 현상이 일어납니다. 살이나 뼈 등의 체세포는 적혈구가 변화한 것인데, 단식으로 음식이 공급되지 않으면 살과 뼈 등의 체세포가 피(적혈구)로 돌아갑니다. 고다 의사에 따르면 단식으로 모든 영양분이 끊기면 몸은 영양분이 되는 것을 찾기 시작하고 생명 유지에 전혀 필요 없는 조직에서 영양분을 흡수해 에너지로 변환한다고 합니다. 이것이 '자가분해'입니다.

막힌 혈관이 단번에 뚫린다

고다 의사는 가장 알기 쉬운 예로 혈관을 듭니다. 동맥경화증 환자가 단식하면 어떤 현상이 나타날까요? 동맥경화를 앓는 사람의 상당수는 혈관 내에 끈적끈적한 물질이 침착되어 있습니다. 콜레스테롤이 붙은 것을 분류粉瘤라고 합니다. 고무호스 내부에 풀이 달라붙어 있는 것 같은 상태이므로 당연히 혈액 순환이 저하됩니다.

그런데 이때 단식을 하면 어떻게 될까요? 몸은 혈관 내 분류를 에너지원으로 이용해서 분류를 소모하고 깨끗이 사라지게 만든다고 합니다. 그야말로 혈관이 젊어지는 것입니다. 훌륭하다고밖에 할 말이 없습니다. 만병도 노화도 혈관에서 시작한다고 합니다. 혈관이 막히면 혈액 순환이 저하되고, 영양소와 산소 운반이나 노폐물 대사가 원활하게 이루어지지 않아 암과 같은 각종 병소가 자랍니다.

혈관이 젊어지고 몸도 젊어진다!

동맥경화증 환자의 증상 중 특징적인 것은 냉증입니다. 다리에 혈액 순환이 잘 안돼서 냉증에 시달리는 환자가 단식을 하면 순식간에 다리가 따뜻해지는 것을 느낍니다. 혈관 내 자가분해가 일어나고 있다는 증거입니다. 혈류가 개선되면 만병이 낫습니다. 혈관이 젊어지면 몸도 젊어집니다.

단식이 만병을 치유하고 젊음을 되찾아주는 묘법이라고 말하는 이유를 이제 이해할 수 있을 것입니다. 단식에 의한 신체조직의 자가분해는 혈관에서만 일어나지 않습니다. 몸 전체에서 일어납니다. 그 전형적인 예가 지방조직입니다. 단식으로 몸의 군살이 빠지고 탄탄해지는 까닭은 지방의 자가분해가 일어나기 때문이지요.

단식을 하면 장 유착 현상이 낫거나 폴립 등의 종양이 소멸하기도 합니다. 그뿐만 아니라 암도 축소됩니다. 이것도 자가분해의 일종이지요. 즉 단식요법은 암 치료에도 큰 효과를 발휘합니다.

⑦ 유전자를 활성화한다
노화를 방지하고 난치병을 치유한다

장수유전자가 눈을 뜬다

"풍요로운 식생활은 노화를 촉진하고 죽음을 앞당긴다." 야마다 다카오 선생이 한 말입니다.

단식은 유전자를 활성화합니다. 대표적인 예가 장수유전자(시르투인 Sirtuin)입니다. 장수유전자는 칼로리 제한을 했을 때 나타나며 노화를 방지합니다. 장수유전자는 고대에서 전해 내려온 요가의 가르침을 뒷받침해주는 존재입니다.

소식을 하면 19개의 유전자가 젊어진다는 사실도 입증되었습니다. 미국 캘리포니아대학교 스티븐 스핀들러 교수는 쥐를 이용한 실험으로 적게 먹으면 19개의 유전자가 젊어진다는 것을 입증했습니다.

인간으로 말하자면 약 90세에 상당하는 노령의 쥐를 대상으로, 원래는 한 마리당 일주일에 95kcal의 먹이를 주다가 2주 동안 80kcal(84퍼센트)로 줄였습니다. 다음 2주간은 53kcal(56퍼센트)로 더욱 줄였습니다. 4주간의 소식 실험으로 쥐의 19개 유전자가 젊어졌습니다. 모두 노화 현상을 방지하는 유전자입니다. 넓은 의미에서 장수유전자의 친척이라 할 수 있지요.

단식은 잠자던 유전자를 깨운다

단식은 잠들어 있는 다른 많은 유전자를 깨울 수도 있습니다. 영국 에든버러대학 로슬린 연구소에서 세계 최초로 복제 양 '돌리'가 탄생했습니다. 이는 체세포 복제로, 다른 양의 유선 세포를 채취하고 배양해 대리모의 자궁에서 키운 것입니다. 이를 '초기화'라고 하는데 그때 쓰인 방법이 바로 단식입니다. 유선 세포를 배양하는 몇 주간 중에서 일주일간 배양액의 양분 농도를 20분의 1로 급감시켜 세포가 '단식'을 하게 한 것입니다. 그러자 놀랍게도 기아 충격으로 그때까지 비활성화 상태였던 유전자가 깨어나 활성화되고 체세포 형성과 증식이 시작되었습니다. 그 결과 한 마리의 양으로 성장한 것입니다. 단식은 그만큼 생명에 극적인 변화를 일으킵니다.

사람이 단식을 해도 잠들어 있던 유전자를 깨울 수 있습니다. 단식을 했을 때 체질이 완전히 변하거나 난치병이 낫는 원리는 유전자 치료를 받는 것과 같다고 생각합니다. 난치병이 치유되는 기적적인 상황을 보면, 비활성화 상태인 유전자가 활성화 상태로 전환될 가능성이 있다는 것을 알 수 있습니다.

⑧ 스태미나를 강화한다
배가 고플수록 건강해진다!

하루를 굶고 링에 오른 역도산

"단식을 하면 배가 고파서 어질어질하지 않나?"

누구나 그렇게 생각할 것입니다. 하지만 고다 의사는 역도산의 일화를 들며 반박합니다.

"전후 국민 스타였던 프로레슬링 선수 역도산이 세계 선수권을 거머쥐었을 때 전날 밤부터 단식을 했다. 시합 당일에는 아침, 점심, 저녁 세끼를 꼬박 굶고 링에 올랐다. 이유를 물었더니 역도산은 '음식을 먹으면 힘이 나지 않는다'라고 했다."

단식을 하면 단기간에 스태미나가 강화됩니다. 권투 선수도 체중 감량을 위해 시합 직전까지 거의 단식 상태로 격렬한 훈련을 합니다. 그렇게 10라운드 이상의 사투를 벌이는 것입니다. 그 경이적인 스태미나도 단식 덕분일 것입니다.

반나절 단식의 힘을 증명하다

아침 식사를 거르며 생활하는 고다 의사는 세끼를 챙겨 먹는 형과 벼 베기 경쟁을 했는데, 농부인 형이 먼저 손을 들었고 그는 신나게 벼를 베었다고 합니다. 깜짝 놀란 형은 백기를 들고 그에게 그동안 믿지 못한 것에 대해 사과하고, 그를 따라 반나절 단식을 실천하게 되었습니다. 오키 마사히로 박사도 "배가 고플수록 기운이 나는 것이 진정한 건강체"라고 말합니다.

고다 의사는 살이 찌고 얼굴이 붉은 편인 사람은 혈색이 좋아 보이지만 사실은 얼굴이 달아올라 있는 것일 뿐이며 내장 주위나 혈관 안쪽에 끈끈한 지방이 덕지덕지 붙어 있다고 합니다. 이런 사람은 스태미나가 전혀 없고 마라톤은커녕 인생을 완주하기도 어렵다고 봅니다.

⑨ 면역력을 높인다
백혈구가 증대한다

먹지 않을수록 자연치유력이 높아진다

단식은 면역력을 높입니다. 이것은 자가치유력의 일종입니다. 야생동물은 본능적으로 단식이 치유력을 높인다는 사실을 알기 때문에 다치거나 병이 들면 굴속에 몸을 뉘고 아무것도 먹지 않으며 회복되기를 기다립니다. 실은 옛 인류도 이 방법을 경험적으로 알고 있었습니다. 일본에도 병이 들면 하루 동안 아무것도 먹지 않거나 미음만 먹으며 쉬면서 회복을 기다리는 풍습이 있었습니다. 옛날에는 의사도 그 방법을 권했습니다.

"아픈 사람은 영양가가 있는 음식을 먹어야 낫는다."

이렇게 말도 안 되는 발상은 일본에서는 메이지 유신 이후에 생긴 것입니다. 문명을 개화해 서양의학과 영양학이 들어오고 나서 영양을 섭취해야 병이 낫는다는 '상식'이 사회에 퍼졌습니다. 그 뿌리는 '근대 영양학의 아버지'로 불리는 포이트 박사(생리학)로 거슬러 올라갑니다. 그러나 '열량 중시' '육식 예찬'의 포이트 영양학은 철두철미하게 오류투성이였습니다. 실은 먹기 때문에 병이 낫지 않고 고기를 먹을수록 병에 걸립니다.

간헐적 단식으로 나타나는 3가지 변화

단식을 실행하면 면역력이 상승합니다. 단식을 하면 부상이나 질병이 회복되는 속도가 훨씬 빨라지는 것만 봐도 충분히 알 수 있지요. 규슈대학의 구보 지하루 교수가 이 사실을 증명했습니다. 불과 4일의 간헐적 단식으로도 다음 3가지 변화를 확인할 수 있었습니다.

① 림프구의 면역 기능이 활성화된다.
② 면역세포인 백혈구가 증가한다.
③ 흉선(가슴샘)과 부신의 중량이 증가해 면역력이 강화된다.

감기에 걸리지 않고 꽃가루 증후군이 나았다

고다 의사도 소식이 면역력을 강화한다는 것을 임상적으로 증명했습니다. 먼저 의원에 내원하는 모든 환자에게 70퍼센트만 먹는 '소식 건강법'을 지도했습니다. 그중 3년 이상 실천하는 환자 300명을 대상으로 설문 조사를 했고 247명에게 응답을 얻었습니다. 응답자 중 76퍼센트가 '감기에 걸리는 횟수가 눈에 띄게 줄었다'고 답했습니다. 70퍼센트만 먹는 소식으로 신체 저항력(면역력)이 확연히 강해졌음을 증명했다고 할 수 있지요. '손이나 발에 상처가 나도 곪지 않고 빨리 낫는다'는 답도 많았습니다. 이것도 면역력이 강해진 증거입니다.

아토피성 피부염, 기관지염, 알레르기성비염, 꽃가루 증후군 등 알레르기성 질환도 70퍼센트 소식법으로 급감했습니다. 꽃가루 증후군 환자는 85퍼센트가 완치했다고 답했습니다. 고다 의사는 이를 '획득 면역[태어난 후에 획득하여 강화하는 면역]이 정상으로 돌아왔다'는 뜻이라고 판단합니다.

⑩ 활성산소를 줄인다
만병과 노화의 원흉 '산화 독'을 방지한다

간헐적 단식으로 활성산소가 감소한다

활성산소는 산화력이 아주 강한 산소입니다. 인체의 산소 소비량 중 약 2퍼센트에서 발생한다고 합니다. 금속에 녹이 슬거나 물건이 타는 것도 산화 현상입니다. 활성산소는 우리 몸의 장기와 조직을 산화시켜 장애를 일으킵니다. 그것을 '산화 독'이라고 하며 병의 90퍼센트 이상은 활성산소가 원인으로 발생한다고 합니다. 노화 현상도 활성산소에 의한 산화 현상입니다. 암이나 동맥경화, 노인성 치매 등도 활성산소가 방아쇠 역할을 합니다.

호흡을 통해 들어오는 산소 중 약 2퍼센트가 활성산소이고, 격렬한 운동이나 노동을 하면 더 많은 호흡을 통해 공기가 들어오므로 그만큼 빨리 신체가 산화되어 병에 걸리거나 노화 현상이 일어납니다.

프로 스포츠 선수의 수명은 일반인보다 약 10퍼센트 짧다고 합니다. 활성산소를 지나치게 많이 흡수했기 때문입니다. 반대로 단식을 하면 체내에 산소를 주입하는 양이 줄어듭니다. 아침 식사만 거르는 간헐적 단식으로 산소 소비량이 13퍼센트나 감소한다는 실험 결과가 있습니다. 단식은 그만큼 암 발병 및 다른 질환, 나아가 노화를 방지합니다.

단식은 병을 낫게 할 뿐 아니라 생명력과 정신력도 강화합니다. 그리고 노화를 방지하고 젊음을 유지해 활기찬 생명을 누리게 해줍니다.

호흡법으로 혈류를 촉진하고 만병이 낫는다!

소식 장수, 긴 호흡 긴 수명. 이것이 예로부터 동양에서 전해지는 양생의 비법입니다. 긴 호흡을 하면 오래 산다는 것입니다. '긴 호흡'의 효과는 셀 수 없이 많습니다. 이야말로 만병을 치유한다고 해도 과언이 아닙니다.

긴 호흡법의 첫 번째 효능은 혈행 촉진이기 때문입니다. 교감신경이 우위인 긴장된 상태에서 부교감신경이 우위인 상태로 바뀌어 전신의 혈관이 확장됩니다. 모든 병은 혈류 장애에서 생깁니다.

그러면 조직은 저영양, 저산소 상태에 빠지고 체독이 축적됩니다. 신진대사가 떨어지면 조직이 생명력과 저항력, 면역력을 잃고 감염증이나 암과 같은 각종 질환에 시달립니다. 그러므로 긴 호흡법이 위력을 발휘합니다. 긴 호흡법, 혈류 개선, 질병 치유라는 3단계를 거쳐 눈에 띄게 병이 회복되고 다음과 같은 질환에 눈에 띄는 효과를 발휘합니다.

암 : 고혈당·저산소·저체온인 부위에 발병한다. 긴 호흡법은 이 3가지 원인을 해소한다. 따라서 암도 치유된다.

당뇨병 : 최대 원인은 과식이지만 스트레스도 원인이다. 긴 호흡은 그 스트레스를 완화하여 혈당치를 억제한다.

심장병 : 역시 스트레스와 긴장은 혈관을 수축시켜 심근경색, 협심증을 일으킨다. 긴 호흡은 혈관을 확대하므로 혈류가 개선되어 심장병도 낫는다.

뇌졸중 : 뇌출혈, 뇌경색도 같은 혈관 이상에서 일어나므로 이 또한 나을 수 있다.

고혈압 : 긴 호흡으로 혈관이 확장되어 맥박이 안정된다. 고혈압도 개선된다.

간질환 : 온몸의 대사 기능이 회복하므로 간의 부담이 줄어든다. 그 때문에 간에 생긴 이상도 회복된다.

위장 질환 : 교감신경의 긴장은 위장에 강한 스트레스를 준다. 위의 통증이나 위경련 등이 그 전형적인 예다. 위산과다, 위궤양, 설사, 변비 등도 마찬가지다. 긴 호흡법으로 부교감신경이 활성화되면 위장도 이완 상태가 되어 각종 질환의 자연치유력이 회복된다.

피부병 : 아토피성 피부염이 전형적인 예다. 이것은 스트레스가 피부질환으로 나타난 것이다. 그러므로 긴 호흡으로 부교감신경을 활성화

하면 스트레스 반응도 억제된다. 또 신진대사가 촉진되어 피부세포 등에 침착된 체독도 배출되므로 깨끗한 피부를 되찾게 된다.

심신증 : 심리적 증상이 신체 반응으로 나타나는 증상이 심신증이다. 긴 호흡은 자율신경의 균형이 무너진 상태를 회복시킨다.

우울증 : 의식적으로 길게 숨을 내쉬면 뇌내 세로토닌 분비가 활성화된 다는 것이 밝혀졌다. 이것은 이성 호르몬이라고도 불린다. 세로토 닌의 작용으로 우울증이나 신경쇠약도 개선된다.

냉증 : 긴 호흡으로 몸의 혈류가 개선되므로 몸이 따뜻해진다.

백발 : 원인 중 하나가 모근으로 혈액이 도달하지 못하는 것이다. 영양과 산소 결핍으로 멜라닌 색소침착 작용이 저해된다. 긴 호흡은 모세 혈관을 확장해 혈류를 개선하기 때문에 백발이 검은 머리로 돌아올 가능성도 있다. 다만 육류와 동물성 지방 등 산성 식품이나 피부 독 극물인 합성 샴푸와 헤어 제품을 끊어야 한다.

탈모 : 탈모도 백발과 같은 이유로 생기는 현상이다. 혈액이 모근까지 도 달하지 못하는 상태를 개선하면 회복할 가능성이 있다. 먼저 탈모 와 대머리의 원인인 경피독 합성 샴푸 등을 사용하지 말아야 한다.

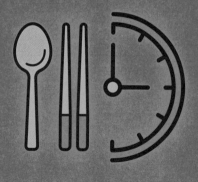

2장

먹지 않았을
뿐인데
만병이 낫는다

몸에 알맞은
단식을 시도하자

단식의 치료 효과는 이제 상식이다

단식으로 병을 치유한다는 것은 이제 상식입니다. 이 진리를 모르는 의사는 의사라 할 수 없다고 봅니다. 단식의 효과를 부정하는 의사가 있다면 즉시 자리에서 박차고 일어나 그 병원에 두 번 다시 가지 않을 것입니다.

인류는 먼 옛날부터 단식fasting을 해왔습니다. 영어로 조식breakfast의 어원은 '단식fast을 끝낸다break.'이지요. 일본에서도 에도시대까지는 하루 두 끼가 보통이었습니다. 그런데 메이지 시대 이후 칼로리 지상주의인 포이트 영양학이 들어와 세끼를 챙겨 먹기 시작했습니다. 과식, 포식으로 병든 사람을 대량 생산하려는 제약기업 자본의 속셈이 숨어 있는 것은 아닐까 싶습니다.

"현대 의학의 신은 저승사자다."

"의료의 90퍼센트가 지구상에서 사라지면 인류는 건강하게 장수할 수 있다."

미국에서 양심 의사로 유명한 로버트 멘델슨은 현대 의학이 오히려 인류의 건강을 위협한다고 말합니다. 현대 의료는 병자를 대량 생산하고 그 병자를 대량 살육하고 있습니다. 이 기막힌 악마적 성질을 깨달아야 합니다.

무리하지 말고 편안한 방법을 선택한다

일주일간 '반半단식 코스'를 체험했습니다. 현미 정식을 보급해 유명해진 곳에서 지도하는 방식으로, 게르마늄 온천에 의한 디톡스도 병행합니다. 미지근한 물에 두 손과 발을 담갔을 뿐인데도 땀이 흠뻑 납니다. 하루에 먹는 음식은 현미 주먹밥 1개뿐입니다. 공복 상태보다 일주일 동안 술을 끊는 것이 오히려 견디기 힘들었습니다. 일주일 만에 체중이 2kg로 줄었고 몸도 가볍고 좋아졌습니다. 단식에도 여러 방식이 있습니다.

반나절 단식

아침 식사만 건너뛴다. 가장 쉬운 방법이지만 효과가 매우

크다. 전날 저녁부터 당일 점심까지 18시간을 비우고, 수분은 넉넉히 섭취하는 것이 좋다. 평생 할 수 있는 소식 건강법이다.

1일 1식

공복을 2~3시간 즐기고 진짜 배가 고플 때 먹는다. 공복감이야말로 최고의 영양원이기 때문이다. 자기 2시간 전부터는 먹지 않는 것이 좋다. 배가 불러서 깊이 잠들지 못하기 때문이다.

주말을 이용해 실천하면 좋은 단식이다. 완벽하게 실천하지 않아도 괜찮다. 친구들과 여행을 갈 때는 하루 세끼를 먹어도 좋다. 물론 그렇게 먹으면 몸이 무거워지긴 한다.

3일 단식

가장 추천하는 단식이다. 장에 쌓인 독을 제거하는 데 준비운동과 같은 단식법이다. 가벼운 두통을 사라지게 하는 효과가 있다. 집에서도 할 수 있다.

일주일 단식

집에서도 할 수 있지만 의지가 약한 사람이라면 단식을 마치고 음식을 먹을 때 과식을 하는 등 '사고'가 날 수 있다. 전문가의 지도를 따라 실행하는 것이 바람직하다.

20일 단식

단식을 할 때 가장 일반적인 기간이지만 현대인은 체력이 떨어져 있으므로 2주 정도로 줄여서 실시해도 된다.

물 단식

고전적인 방법으로, 수분과 염분만 보급하며 단식을 한다. 일주일간 이 단식을 한다면 관리하는 사람이 있는 것이 좋다.

채소주스 단식

채소나 효소 주스 등을 섭취하며 단식을 한다. 몸이 편한 단식이다.

효소 단식

생체에 필요한 효소만 보급하며 단식을 한다. 물 단식보다 더 효과적인 단식이라고 말하는 의사도 많다.(129쪽 참고)

어떤 단식을 하든 가장 중요한 것은 마음가짐입니다. 불안함과 공포심을 느끼는 상태에서는 단식을 하면 안 됩니다. 부정적 효과만 초래하기 때문이지요. 건강하고 날씬해질 것이라는 긍정적이고 즐거운 마음으로 시작해야 합니다. 또 단식 중에 마음이 불안해진다면 그때는 단식을 중단하는 것이 현명합니다.

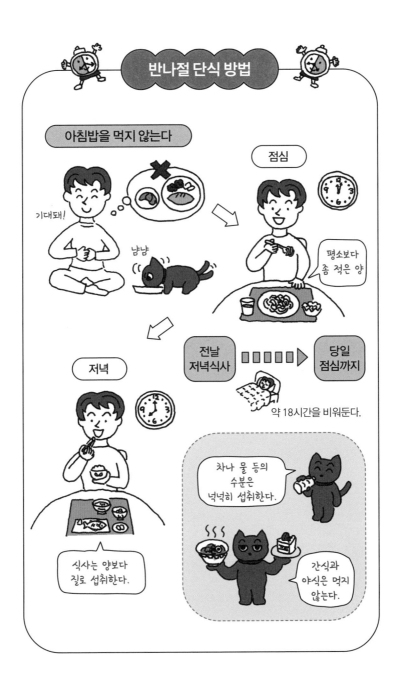

1일 단식 방법

일주일 중 하루만 식사를 하지 않는다

● 주말을 이용해 도전해도 좋다.

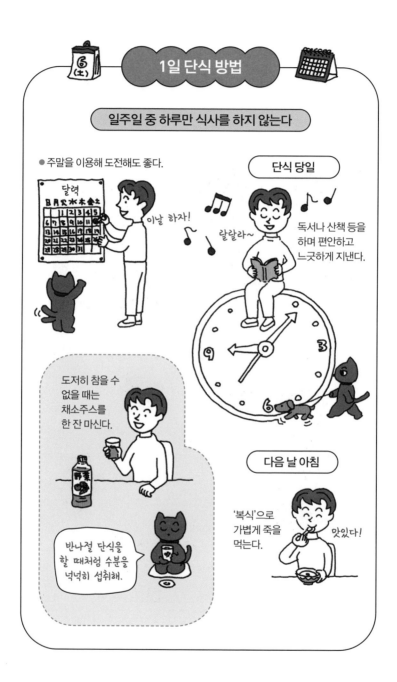

이날 하자!

단식 당일

랄랄라~

독서나 산책 등을 하며 편안하고 느긋하게 지낸다.

도저히 참을 수 없을 때는 채소주스를 한 잔 마신다.

반나절 단식을 할 때처럼 수분을 넉넉히 섭취해.

다음 날 아침

'복식'으로 가볍게 죽을 먹는다.

맛있다!

단식보다 복식이 중요하다

단식을 할 때 중요한 건 '단식' 기간이 아니라 '복식'復食 기간입니다. 단식은 만병을 치유하는 묘법이지만 그만큼 위험하기도 합니다. 보통 복식 기간에 '사고'가 나기 때문이지요.

젊었을 때 집에서 완전한 '물 단식'을 사흘간 실천한 적이 있습니다. 당시 요가를 배웠는데 요가 선생님이 물 단식을 추천해주셨기 때문입니다. 사흘째에 접어들자 밤새 잠을 이루지 못할 정도로 배가 고팠습니다. 너무 배가 고파서 밤중에 벌떡 일어나 물을 마셨더니 위장이 미친 듯이 기뻐하는 느낌이 들었습니다. 드디어 먹을 것이 들어온다고 착각한 것입니다. 그러다 그냥 물이라는 것을 알아차린 위장은 꾸르륵 소리를 내며 슬피 울었습니다.

그런데 사흘째를 경계로 공복감은 신기하게도 진정되었습니다. 머릿속이 더할 나위 없이 맑고 이상할 정도로 기억력이 상승하는 현상이 나타났고 몸도 가벼워졌습니다. 숙변이 나오면서 몸이 점점 더 쾌적해졌습니다.

간혹 구토나 설사 등의 '호전 반응'이 나타나는 사람도 있는데, 신체가 회복기에 접어들었을 때 나타나는 특이 증상입니다. 몸 안에 쌓인 독이 피를 타고 돌아다녀서 일어나는 일시적인 현상이지요. 그것을 넘기면 점점 더 심신이 상쾌해집니다.

다만, 단식을 마친 뒤가 더욱 중요합니다. 복식 기간은 단식 기간의 2배 이상이 필요합니다. 단식으로 소화기관이 쉬고 있었는데 갑자기 마음껏 먹고 마시는 것은 극히 위험한 행위이지요. 생명을 잃을 수도 있으므로 사고를 방지하기 위해서라도 본격적인 단식을 할 때는 지도자의 관리를 받아야 합니다.

당시에 현미 미음을 숟가락으로 천천히 들이마시는 것으로 복식을 시작했습니다. 미음과 매실 장아찌만 먹었습니다. 아무리 먹고 싶어도 일단은 극히 소량만 섭취해야 합니다.

의사가 밝히는
단식의 의료 효과

이 세상에 단식만큼 효과적인 방법은 없다

그럼 단식이 어떤 병을 낫게 하는지 구체적으로 알아봅시다. 전문가의 조언을 받으면 희망이 생길 것입니다. 단식요법 전문가인 스가노 요시히로 의사는 단식요법으로 다양한 질환을 지닌 약 600명의 환자를 완치시켰습니다. "효소 단식은 집에서 할 수 있는 단식이다. 쓰루미클리닉의 쓰루미 다카후미 원장은 단식도장에 버금가는 효과를 내며 지도한다. 안전한 단식 방법은 따로 있다." "이 세상에 단식만큼 효과적인 방법은 없다!" 스가노 요시히로 의사는 단언합니다.

또한 "단식은 몸의 모든 부분에 좋고 무조건 효과가 나타난다. 효소 단식처럼 100~200kcal 정도의 좋은 물질을 섭취할 때

더욱 빠르게 몸이 나을 수 있다. 집에서 하는 단식은 4일 정도가 적당하고 면역력과 해독력이 향상한다. 일주일이 지나면 림프구가 늘어나는 상황을 맞이할 수 있다. 장기 단식이 가장 효과적이지만 짧은 단식도 추천한다. 일본 전국에 있는 병원에서 단식을 실시하면 병이 대부분 나을 테지만 그러면 제약회사가 전부 망할 테니 그렇게 할 수는 없을 것이다."라고 호탕하게 웃으며 말합니다.

면역억제제는 지옥으로 가는 지름길이다

스가노 의사는 도쿄대 대학병원에서 무시무시한 치료 장면을 목격했습니다. 피부건선증은 단식을 하면 완치할 수 있는 질환인데, 도쿄대 피부과에서는 환자에게 터무니없는 짓을 한 것입니다. 보통은 항알레르기제와 항히스타민제, 스테로이드밖에 사용하지 않는데, 도쿄대 피부과에서는 환자에게 면역억제제를 투여했습니다. 보통 면역억제제는 간이식을 할 때 쓰이기 때문에 그는 깜짝 놀랐다고 합니다.

면역억제제를 쓰면 일시적으로는 증상이 개선되지만 반복해서 투여하면 스테로이드보다 의존성이 훨씬 강해 끊지 못하게 되기 때문입니다. 장기이식용 면역억제제를 사용하면서 길게는 2년이나 투여했습니다. 그러면 그 약에서 벗어날 수 없고 장기간 투여하다가는 다발성 장기부전으로 심각한 부작용이 발생할 수도 있습니다. 그러니 계속할 수도 그만둘 수도 없게 되는 것입니다. 그야말로 생지옥에서 허우적거리며 괴로워하다가 죽어간다는 것이 과언이 아닐 정도입니다.

의사만큼 멍청한 부류는 없다!

"어째서 서양의학은 대증요법 對症療法 [겉으로 드러난 병의 증상에 대응하여 처치하는 치료법]만 하며 근치요법 根治療法 [병을 근본적으로 완전히 치료함]을 하지 않는 것일까? 대증요법만 실시하는 것은 어린애 같은 행위인데 왜 그런 짓을 하는 걸까?"

스가노 요시히로 의사는 질문을 던졌습니다. 대증요법을 시행하면 일시적으로 증상이 호전되기 때문입니다. 자각 증상도 개선되고 검사 소견도 좋아집니다. 물론 일시적이지만 말입니다.

서양의학은 만성 질환, 생활습관병, 암에 전혀 근치요법을 적용하지 않을 뿐 아니라 면역력, 자연치유력, 생명력을 파괴해 일시적으로 환자를 편하게 해줄 뿐입니다. 이는 마약을 주입하는 것이나 마찬가지이지요.

"이 세상에서 나를 포함해서 의사만큼 나쁜 인간은 없다. 이렇게 멍청한 부류가 또 있을까."라고 스가노 의사는 통탄합니다.

투석 환자 대부분이 단식으로 완치되었다

　한 내과의가 놀라운 일화를 밝혔습니다. 그가 근무했던 병원에는 병원에서 투석하라는 말을 듣고 수긍하지 못해 상담하러 온 환자가 쇄도했다고 합니다. 환자의 피검사를 하면 모두 크레아틴 농도가 '투석 가이드라인'에 부합했고 자각 증상이 있으면 자동으로 투석을 하라는 처방이 나왔습니다.

　그때 대부분의 환자에게 단식요법을 권했고, 환자들은 단식을 시작한 지 한 달 만에 자각 증상이 사라졌습니다. 신장 기능과 신장 배설물, 크레아틴 수치도 전부 정상으로 돌아왔습니다. 투석할 필요가 없어진 것입니다. 대학병원에서 투석하라는 진단을 받고 도망친 환자가 단식으로 완치되었습니다. 가끔 투석을 시작한 환자도 상담하러 왔는데 이때도 투석을 시작한 지 한 달 이내인 사람 가운데 절반은 단식요법을 실천해서 투석을 중단할 수 있었습니다. 그가 이런 결과를 학회에 발표하려 했더니 발표 주제를 보이자마자 절대 인정할 수 없다는 말과 함께 거부당했다고 합니다.

감기에서 무좀까지
깨끗이 낫는다

다음은 스가노 요시히로 의사와 전 아타미단식도장 대표인 히라카와 가오루 선생의 인터뷰에 고다 미쓰오 의사가 저서에 밝힌 설명을 추가한 내용입니다. 세 단식 지도자의 증언은 모든 병이 단식으로 깨끗이 낫는다는 것을 증명합니다. 인터뷰를 읽을수록 놀라움을 감추지 못할 것입니다.

감기

스가노 의사 : 약을 복용하지 않아도 단식으로 고칠 수 있다!

히라카와 선생 : 금방 낫는다. 장이 문제이니 세장洗腸을 하고 반半단식을 하면 면역력이 상승한다. 또 먹는 양이 엄청나게 줄어들기 때문에 자연치유력이 활성화되어 몸이 나쁜 물질을 배출하고 좋은 물질을 남기려고 움직인다. 감기에는 장을 씻어 내

리는 세장이 가장 빠른 효과를 나타낸다. 여기서 말하는 세장은 약을 쓰지 않는 장 세정법이다. 관장의 일종으로 장이 깨끗해져 단식 효과가 강화된다.

설사·복통

스가노 의사 : 단식을 하고 물을 많이 마시면 순식간에 낫는다. 소금물을 마시거나 수액을 맞기만 하면 된다.

히라카와 선생 : 감기·설사·복통은 3일만 굶으면 70퍼센트가 아니라 완전히 낫는다. 근본적인 원인에 따라 차이가 있지만 일반적인 식중독이나 배탈은 금방 낫는다.

나른함

스가노 의사 : 단식을 하면 일시적으로 권태감이 생기기도 한다. 3일 단식을 하면 대단한 효과가 있다. 병원에 가지 않으면 기적이 일어난다. 과로했을 때는 음식을 먹지 않고 사흘만 쉬면 낫는다.

히라카와 선생 : 미열, 머리가 무거운 증상, 권태감 등의 부정수소는 이틀만 반단식을 하면 낫는다. 아주 편안한 상태로 집에 돌아갈 수 있다. 우리가 시행하는 반단식은 한 번에 200번을 씹어 먹게 한다. 아침 식사는 음료수(매실 우롱차)와 현미가루를 쪄서 먹기도 한다. 평소에는 현미 채식을 약 300~500kcal 먹는데

다 먹기까지 한 시간은 족히 걸린다. 식사는 정오와 저녁 6시에 한다.

골절

스가노 의사 : 교통사고로 뼈가 부러져 봉합했을 경우 열량을 섭취하면 병이 낫지 않는다. 하지만 사흘 정도 단식을 하면 뼈가 붙는다. 그런데 정형외과 의사는 영양을 섭취해야 한다며 음식을 먹게 한다. 사실은 그와 정반대인데 열량 섭취를 제대로 하라고 하다니, 정말 멍청하지 않은가?

두통

스가노 의사 : 역시 단식이 최고다. 3일 단식을 반복하면 상당히 편해진다.

히라카와 선생 : 일반적인 스트레스, 과로로 인한 두통은 반단식을 하면 금방 낫는다. 특히 두통의 원인은 식품첨가물이다. 화학물질이 체내에 들어가서 나타나는 반응이다.

치조농루

스가노 의사 : 단식으로 치조농루의 부기를 치료할 수 있다. 염증이기 때문에 3일 단식을 하면 상당히 호전된다. 단식을 하면 어떤 염증이라도 좋아진다.

히라카와 선생 : 치조농루 같은 염증은 3일만 단식을 하면 70 퍼센트는 낫는다.

변비

스가노 의사 : 단식은 변비에 효과적이다. 동시에 식이요법을 하면 더 좋다. 식이섬유가 풍부한 음식을 섭취하면 된다. 의외로 변비에는 한방약도 상당히 효과적이다.

히라카와 선생 : 우리 도장에 입소하면 세장을 하므로 일시적으로 변비가 낫는다. 하지만 이미 습관으로 굳어져 있어서 3일 단식으로는 완전히 낫지 않는다. 변비는 만성 질환의 원인이므로 단식을 한 뒤의 생활방식이 더 중요하다.

치질

스가노 의사 : 치질의 염증에도 단식은 효과가 좋다. 염증은 충혈·오염된 피이기 때문에 단식이 잘 듣는다. 그렇다고 3일 만에 낫진 않는다. 가끔 3일 단식이나 1일 단식을 반복하는 것이 좋다.

히라카와 선생 : 염증이니까 단식 사흘 뒤에는 70퍼센트는 낫는다. 치질의 경우 평소 생활습관이 문제이다. 몸에 염증이 생기게 하는 과식과 육식 중심의 식사, 기름진 음식이나 단것이 원인이다. 하지만 정말 무서운 것은 식품첨가물이다.

무좀

스가노 의사 : 단식이 최고다! 무좀은 열흘 정도 단식을 하면 낫는다. 무좀이 서식할 수 없는 몸이 되기 때문이다.

히라카와 선생 : 무좀은 단식을 하면 호전 반응으로 일시적으로는 악화된다. 사흘 정도 호전 반응이 나타나는데 그때가 한창 독을 배출하는 시기이다. 7일 정도 단식을 하면 낫는다.

아토피, 꽃가루 증후군,
천식이 사라졌다

알레르기 질환

고다 의사 : 이것은 숙변과 연관이 있다. 장내 숙변이 비정상적으로 발효(부패)해서 유해물질이 발생해 나쁜 세균과 곰팡이가 증가하고 장벽의 점막에 상처를 내서 염증이 생긴다. 음식물과 함께 주입된 알레르겐[꽃가루·약품 등의 알레르기 반응을 일으키는 물질]이 장에 도달하면 상처가 난 장 점막을 통해 체내로 침입하여 아토피성 피부염, 기관지 천식 등의 알레르기 반응을 일으킨다. 반단식을 해서 숙변이 배출되면 장벽에 난 상처와 짓무름이 낫고, 그러면 알레르겐이 혈액 속으로 침입하지 못하게 된다. 이것이 알레르기의 '문단속 치료론'이다.

히라카와 선생 : 아토피는 단식으로만 치료할 수 있다. 음식 조절만으로는 알레르기를 치료하기 힘들다. 물론 음식도 중요

하지만 사실은 공기가 더 중요하다. 새집 증후군도 그렇다.

아토피성 피부염

스가노 의사 : 단식이 최고다. 거친 피부도 개선된다.

고다 의사 : 조식을 거르기만 해도 증상이 상당히 가벼워진다. 아토피였던 것을 몰라볼 정도로 깨끗한 피부로 돌아가는 사람이 대단히 많다. 동물성 지방이나 동물성 단백질은 장내에 비정상적 발효를 일으키기 쉬우니 최대한 삼가야 한다. 또 녹즙과 온냉욕이 대단히 효과적이다.

꽃가루 증후군

고다 의사 : 간헐적 단식을 제대로 실천하면 확실한 효과가 나타난다. 이듬해부터는 꽃가루가 날아다니는 계절이 와도 꽃가루 증후군에 시달리지 않는다.

히라카와 선생 : 꽃가루 증후군의 가장 큰 원인은 단것과 식품첨가물 섭취다.

기관지 천식

고다 의사 : 단식요법이 가장 확연한 효과를 보이는 병이다. 발작이 일어날 것 같을 때는 식사량을 줄이거나 미음을 이삼일 먹으면 된다. 병을 완전히 낫게 하려면 간헐적 단식을 실천하고

소식을 하며 생채소를 곁들여서 먹으면 된다. 그러면 허약한 체질이 근본적으로 개선되면서 천식이 치유된다. 과식은 기관지 천식을 유발하기 때문이다. 온냉욕이나 나체요법을 통해 피부 호흡을 왕성하게 하면 면역력이 강화된다.

건선증

스가노 의사 : 메마른 피부질환이다. 강한 알레르기 질환이기 때문에 피부과에서는 해결해주지 못한다. 하지만 단식을 반복하면 낫는다. 그리고 식이요법을 하고 몸을 따뜻하게 해서 땀을 빼야 한다. 한방요법과 병행하면 거의 모든 사람이 낫는다.

대사 증후군은
'정상' 수치가 '비정상'이다

고지혈증

스가노 의사 : 고지혈증은 혈중 콜레스테롤이 높은 질환이다. 콜레스테롤 수치는 단식을 하면 낮출 수 있다. 하지만 국제적 기준이 제시하는 총 콜레스테롤의 정상 수치는 대개 240에서 280 사이이며, 그때가 가장 건강하고 장수할 수 있는 상태다. 콜레스테롤 수치가 굉장히 높아도 단식을 하면 떨어진다. 그런데 정상인데도 병명을 붙여서 콜레스테롤 약을 복용하게 한다. 그래서 부작용으로 주요 몸 기능에 이상이 생긴다. 240에서 280 사이라면 억지로 콜레스테롤 수치를 낮출 필요가 없다.

히라카와 선생 : 단식하면 바로 낫는다. 약 사흘 뒤에는 상당히 개선되지만 약을 먹을 경우에는 그렇지 않을 수도 있기 때문에 약을 중단하는 '단약'斷藥을 해야 한다. 몸속에 있는 중금속류

가 몸에 나쁜 영향을 끼치는데 그 중금속을 배출하게 하는 것이 단식이다. 단식을 하면 자연치유능력도 눈에 띄게 높아진다.

고혈압

스가노 의사 : 180까지는 괜찮다. 보통 병원에서는 120~160 사이이면 당사자가 원하는 경우에 약을 처방하고 그 이상일 때는 원하지 않아도 약을 먹으라고 한다. 하지만 나는 180이어도 약을 먹지 않는다. 200 이상이어서 머리가 어질어질한 고혈압도 3일 단식을 하면 낫는 경우가 많기 때문이다. 낫기 싫어도 자연히 낫는다.

뇌졸중 · 심장병

스가노 의사 : 둘 다 혈관이 막혀서 생기는 병이다. 병원에서 단식요법을 잘 병용하면 무척 높은 효과를 보인다. 분뷰(혈관벽이 더러워진 상태)가 용해되기 때문이다.

고다 의사 : 둘 다 숙변과 관련이 있는 경우가 많다. 단식을 실시해 숙변을 배출하면 뇌졸중 같은 혈관 장애에 따른 질환이 개선되고 마비 상태가 회복된다. 협심증과 심근경색도 마찬가지이다.

히라카와 선생 : 단식을 하면 극적으로 낫는다. 직접 경험해 보면 알 것이다. 러시아에서도 심근병을 치료할 때 단식요법을

하는 의사가 늘어나고 있다.

갑상샘 질환

스가노 의사 : 호르몬계 질환은 서양의학에도 치료법이 따로 없다. 갑상샘 항진증[갑상샘에서 호르몬을 정상보다 많이 만들어 몸에 갑상샘 호르몬이 과다해진 상태. 심해지면 심부전이나 부정맥을 일으키기도 한다.]이나 갑상샘 저하증 등의 호르몬 이상 관련 질병은 단식을 통해 정상으로 되돌릴 수 있다.

요붕증

스가노 의사 : 서양의학으로 치료하면 약을 복용하는 기간에만 소변량이 줄어든다. 그러니 평생 약을 먹어야 한다. 요붕증은 뇌하수체의 항이뇨 호르몬이 요세관의 재흡수 기능을 억제해 소변이 3~5리터나 나오는 병이다. 요붕증 환자를 치료한 적이 있는데, 단식으로 치료하기 전에는 약을 복용한 날만 소변량이 정상이었다고 한다. 근치요법은 단식밖에 없다.

협심증, 동맥경화,
신장·간 질환도 회복된다

부정맥

스가노 의사 : 혈관이 막힌 경우도 있지만 부정맥은 심전도 검사에서 펄스 신호로 나타나는 심장 박동 수로 결정된다. 부정맥은 그 펄스 신호가 불규칙적인 상태를 말한다. 그런데 맥박이 불규칙한 상태라고 해서 전부 병은 아니다. 그런데도 멍청한 의사들은 치료해야 한다고 생각한다. 치료가 불필요한 부정맥도 있는데도 말이다. 일종의 개성이라고 생각하고 신경 쓰지 않아도 된다. 둥근 얼굴, 각진 얼굴이 있는 것과 같다. 어느 정도는 맥박이 불규칙적이어도 건강상 아무 문제 없다. 그런데도 부정맥이라는 진단이 나오면 무조건 약을 복용하게 하다니 이렇게 이상한 일이 또 있을까.

고다 의사 : 간헐적 단식을 하면 된다. 현기증이나 가슴이 두

근거리는 증상이 생겨도 일단 생현미를 죽처럼 만든 '현미크림' 중심의 현미 채식부터 시작한다.

협심증·동맥경화

스가노 의사 : 일단은 단식, 소식이다. 그리고 식이요법이다.

고다 의사 : 간헐적 단식을 하면 분류가 용해된다. 혈관이 확장되어 혈액의 흐름이 원활해진다.

신장 질환

스가노 의사 : 3일 단식, 7일 단식으로 좋아지는 경향이 있다.

고다 의사 : 만성 신염은 현대 의학으로 치료하기 어려운 병이다. 그러나 간헐적 단식을 하면 충분히 효과를 얻을 수 있다. 조식을 거르고 수분을 많이 섭취하는 반나절 단식은 오전 중에 소변 배출을 촉진하니 사리에 맞는다. 단식으로 남아 있는 신장 세포가 활성화되기 때문에 기적적으로 회복한다. 육식을 계속하면 세포의 신진대사에서 생성되는 크레아틴이나 요소, 질소 등의 노폐물이 증가한다. 이 물질을 배출하려면 신장에 대단한 부담이 가지만 현미식이나 현미생식은 부담이 없다.

인공투석

히라카와 선생 : 투석을 권유받았다고 병원에 갈 필요는 없

다. 투석이라는 말을 들었다면 일단 단식을 해보라. 투석 치료는 한번 시작하면 중단할 수 없다. 투석을 권유받은 신장병 환자의 70~80퍼센트가 단식으로 완치했다는 충격적인 사실을 반드시 기억해야 한다.

간 질환

스가노 의사 : 단식이 최고의 치료법이다. 숙취로 간이 약해진 상태에서도 3일 단식을 하면 회복된다. 일주일이 지나면 거의 낫는다. 옛날에는 14일 단식을 했었다. 그럴 때는 시설에서 격리되어 전문가의 관리를 받아야 한다.

고다 의사 : 몸이 무겁고 쉽게 피곤해지거나 짜증이 나는 것은 간 기능이 저하되었을 때 나타나는 증상이다. 이 증상을 고치려면 식사를 70퍼센트만 해야 한다.

류머티즘

스가노 의사 : 단식요법으로 관절 류머티즘이 개선된다는 것은 독일의 바흐 박사가 발표했다.(제3회 국제류머티즘 치료학회) 단식으로 다음과 같은 면역 반응이 일어나 류머티즘이 개선된다. 면역항체(IgA 등)가 상승, 호중구[주로 골수에서 만들어지는 과립백혈구(과립구)의 일종] 수치가 상승해서 살균작용이 활성화되고 NK세포도 증가했다. 류머티즘에는 2주 단식을 2회 정도 반복해야

만 낫는다.

고다 의사 : 지금까지 많은 사람이 간헐적 단식을 해서 관절 류머티즘을 개선했다. 15명의 환자를 대상으로 '단식건강 합숙' 을 했더니 모두 증상이 호전되었다. 숙변을 배출하면 특히 눈에 띄게 통증이 감소한다. 15명 중 6명이 장내세균에 이상이 있었 는데 소식과 단식요법을 한 결과 6명 중 5명이 장내세균이 개선 되고 관절 부종과 통증이 호전되었다.

히라카와 선생 : 류머티즘도 통풍도 단식으로 고칠 수 있다.

당뇨 환자가 단식으로
완치되었다

당뇨병

스가노 의사 : 당뇨병을 치료하는 방법은 아주 간단하다. 바로 식이요법과 단식이다. 단식은 최고다. 15명의 인슐린 의존형 당뇨 환자를 전원 완치시킨 적도 있다. 2주간의 단식을 2회 하고 40단위의 인슐린을 끊었다. 그랬더니 3개월간 입원한 의존형 당뇨병 환자의 검사 수치가 모두 정상으로 돌아왔다. 그래서 그 내용을 논문으로 써서 교수님께 보여드렸다. 그러자 '자네, 예부터 당뇨병은 완치되지 않는 병으로 분류되어 있어. 다 나았다는 말도 안 되는 소리는 하는 게 아닐세!'라고 거부당했다.

히라카와 선생 : 단식이 아닌 방법으로 당뇨병을 고치는 것은 아주 힘들 것이다. 사흘 만에 다 낫는 것은 아니지만 단식을 하면 의식에 변화가 생긴다. 그런 의미에서 3일이라는 기간은 의

미가 있다. 음식을 먹지 않고 병을 고치는 입구에 들어섰다고 할 수 있다. 그리고 배가 터지게 먹어야 성이 차는 것이 아니라 적은 양으로도 만족할 줄 알게 된다. 그것이 시작이다. 인슐린을 맞으라는 말을 들어도 단식을 해서 완치할 수 있다. 아무튼 약은 말도 안 된다. 약은 만성 질환에 해를 가할 뿐이다. 만성 질환을 앓는 것은 '당신은 잘못 살고 있다.'라는 '신호'이기 때문이다.

궤양성대장염

스가노 의사 : 단식이 가장 좋다! 약으로 대처하려 하면 소화관용 소염진통제는 스테로이드밖에 없다. 그걸 사용하면 장에 스테로이드 궤양이 생기기 때문에 어쩔 수 없이 외과에서 장을 잘라내야 한다. 약이 더 이상 듣지 않게 되면 더욱 강력한 면역억제제를 사용한다. 그러면 모두 다발성장기부전으로 괴로워하다가 죽어간다. 분명히 말해두지만 궤양성대장염은 아무것도 하지 않고 아픔만 잘 참으면 시간이 걸려서 그렇지 낫는 경우가 많다. 그걸 약으로 고치려 하니까 건강을 잃는 것이다. 치명적인 면역억제제까지 사용하기도 하는데 그것도 얼마 안 가 약효가 사라진다. 하지만 면역억제제를 처방하면 일시적으로는 증상이 개선된다. 그래서 의사는 '좋아졌다!'라고 하는 것이다. 이렇게 비인도적인 행위가 또 있을까?

히라카와 선생 : 소화기계통의 점막은 굉장히 빨리 낫는다.

그러므로 소식(증상)이 오면 음식을 먹지 않고 곧바로 단식하면 된다. 이것은 위와 장, 대장 모두 마찬가지다.

치매

스가노 의사 : 이 질환은 단식과 의사소통이 중요하다. 뇌에는 영양 성분을 정상적으로 공급해주어야 한다. 치매는 불균형한 영양 때문에 발병하는 경우가 많다. 특히 설탕을 과다하게 섭취하는 것이 가장 나쁘다. 설탕은 '맹독'이다. 만병의 원인이라는 말이다. 단것을 좋아하는 사람이 치매에 잘 걸린다. 당뇨병 환자는 뇌혈관이 막혀 있어서 치매에 걸릴 확률이 높다.

고다 의사 : 나는 치매가 숙변과 관련이 있다고 본다. 간접적이지만 그것을 뒷받침하는 자료도 있다. 또한 숙변은 노화와도 관련이 있다.

비만

스가노 의사 : 고도비만인 여성이 병원에 찾아오면 일단 스트레스 해소법을 실시하면서 단식요법을 해야 한다고 말한다. 그렇지 않고 체중 감량만 하면 심리적으로 불안정해질 수 있다. 비만인 사람 중에는 과식을 해서 마음과 몸의 균형을 잡는 경우도 있기 때문이다. 그 경우 몸만 정상으로 돌아오고 그 스트레스는 머리로 가버린다.

만성 요통에서 난치병까지
못 고치는 병이 없다

난치병(전신홍반루푸스, 베체트병 등)

고다 의사 : 단식은 난치병도 비교적 쉽게 고친 사례가 많다. 전신홍반루푸스[면역계의 이상으로 온몸에 염증이 생기는 만성 자가면역질환], 베체트병[구강, 성기, 눈 등에 반복적으로 염증이 생기는 만성 염증성 질환], 다발성경화증[면역체계가 뇌와 척수 등 중추신경계를 공격해 발생하는 자가면역질환]은 난치병 중에 난치병이다. 현대 의학으로는 아직 이 병들의 원인을 규명하지 못했다. 믿을 만한 치료법도 없어서 적지 않은 사람이 이 병을 앓으며 괴롭고 힘든 나날을 보내고 있다. 그런데 많은 사람이 이 병을 단식으로 고쳤다. 나는 단식이야말로 난치병의 특효약이라고 생각한다. 다만 완치하려면 본ᆺ단식을 해야 한다.

만성 피로 증후군

고다 의사 : 간 기능이 저하되어 일어나는 병이다. 단식을 하면 증상이 훨씬 개선된다. 이 병을 진단받은 사람은 반나절 단식을 시도해봐도 좋을 것이다.

심신증

고다 의사 : 이것도 숙변이 영향을 미친 경우가 많다. 환자를 진찰해보면 단단한 숙변이 쌓여 있어 그 영향으로 다양한 괴로운 증상이 나타난다는 것을 알 수 있다. 과식이나 포식으로 일단 장이 변형되면 유착이 일어나 기형적인 형태로 굳어지는 장 마비 현상이 일어난다. 그래서 음식물 찌꺼기가 항상 그 부분에 걸리고 쌓여 비정상적으로 발효된다. 이때 유독가스나 분해산물이 발생하는데 그것이 장으로 흡수되어 뇌신경과 간 등을 지속적으로 자극하면 두통, 불면증, 심계항진, 현기증, 머리에 피가 몰리는 증상이 나타난다. 이것은 숙변을 배출하지 않는 한 낫지 않는다.

히라카와 선생 : 몸과 마음의 불균형도 우울증과 마찬가지다. 또 많은 사람이 미각 장애를 앓고 있다. 단식으로 미각이 돌아오면 자신에게 정말로 필요한 것이 무엇인지 알 수 있다.

위궤양

고다 의사 : 스트레스와 과식, 과음이 겹치면 궤양이 악화된다. 이럴 때는 반나절 단식이 효과적이다. 그 경우 현미크림과 녹즙을 중심으로 한 채식을 한다.

요통·어깨결림

고다 의사 : 반나절 단식을 실행하여 소식을 하면 요통과 어깨결림이 의외로 쉽게 낫는다. 실제로 오랫동안 시달렸던 요통이 개선된 예가 셀 수 없이 많다. 과식으로 경직되고 위축된 힘줄이 반나절 단식으로 유연성을 회복해 이완되었기 때문이다.

히라카와 선생 : 몰라보게 좋아진다. 하루에 해독 처리를 할 수 있는 양은 정해져 있다. 그래서 간과 신장에서 해독하지 못한 체독을 위장에서 최대한 먼 곳으로 옮겨 일시적으로 쌓아둔다. 그것이 '결림'이 되어 어깨결림이나 요통으로 나타난다.

무릎 통증

고다 의사 : 무릎 통증에 시달리는 사람에게는 무조건 조식을 거르는 간헐적 단식을 실행하도록 권한다. 변형관절증인 경우 반나절 단식을 하면 몸이 본래의 기능을 회복해 마모된 무릎 연골을 원래대로 돌려놓으려는 자연치유력이 활성화된다. 또한 체중이 감소하면 무릎에 가해지는 부담도 적어진다.

냉증

고다 의사 : 냉증은 만병의 근원이다. 혈행 장애가 생기기 때문이다. 냉증을 느끼는 것은 그 부분의 혈액 순환이 원활하지 못해서인데 이것은 숙변 때문이다. 반나절 단식과 생채소를 병용하면 증상이 개선된다. 숙변이 배출되면 몰라볼 정도로 건강해져서 냉증이 개선된다.

히라카와 선생 : 불균형한 식생활 때문이다. 그 예로는 겨울에 몸을 차게 하는 여름 채소를 먹어 혈관이 수축되는 것 등이 있다.

장수

고다 의사 : 장수하는 사람은 아무리 나이를 먹어도 식욕이 왕성하고 고기도 잘 먹는다는 설이 돌아다니고 있다. 결론부터 말하겠다. 90세, 100세까지 장수하는 사람들이 원래 위장이 튼튼한 사람인 것은 확실하다. 이런 사람은 다소 과식을 해도 오래 산다. 하지만 이 사람들이 모두 바람직한 모습으로 장수를 하느냐 하면 그건 또 다른 문제다. 과식하는 사람은 오래 살아도 치매에 걸리거나 누워서 일어나지 못하는 사람이 많다. 90세, 100세까지 살면서 맑은 정신으로 걸어 다니기 위해서는 식사를 적게 하고 숙변을 축적하지 않도록 신경 써야 한다. 나는 반나절 단식이야말로 치매와 노화를 방지하고 장수로 이끄는 길이라고

생각한다. (《기적이 일어나는 반일 단식》, 고다 미쓰오)

암

데라이 선생 : 예전에 단식도장 정양원에서 단식을 한 사람들 중 50세 이상의 만성 위장병 환자 약 1,500명을 대상으로 조사한 적이 있는데 암에 걸린 사람은 한 명도 없다는 사실이 판명되었다. 단식은 암에 걸리지 않는 체질을 만든다. 즉 단식은 최상의 암 예방법이다. 암 예방이라는 목적을 위해서라도 평생에 한 번은 단식을 하라고 강하게 권하고 싶다.

암도 단식으로
치료한다

쓰루미클리닉 원장인 쓰루미 다카후미 의사는 강한 어조로 "단식으로 암도 치유할 수 있다!"라고 단언했습니다. 효소 단식은 암이 소멸하는 데 경이적인 힘을 발휘합니다. 많은 환자에게 눈부신 효과를 보여준 것이 쓰루미 의사입니다. 그는 효소요법에 관해 일본 굴지의 선구자입니다. 효소 단식은 한마디로 말하자면 '생명의 근원'인 효소를 충분히 보급하며 시행하는 단식을 말합니다. 효소 단식의 창시자인 그는 마침내 단식으로 암을 치료하는 수준에 도달했습니다. 다음은 쓰루미 다카후미 의사와 인터뷰를 해서 얻은 내용입니다.

나쁜 단백질이 암의 먹이를 늘린다

Q. 정말 단식으로 암이 나을 수 있을까요?

A. 단식은 암을 치료합니다. 하지만 이때 건강보조식품을 병용하고 생활양식도 바꾸는 등 여러 방법을 함께 실천해야 하죠. 물론 기본적으로 단식은 절대 빼놓을 수 없는 필수 요건입니다. 암은 글루코스(포도당)만 '먹이'로 삼으니까요. 그런데 우리가 새롭게 알아낸 사실이 있습니다. 바로 글루코스를 번식시키는 성분에 대단히 나쁜 단백질이 관여한다는 사실입니다.

Q. 나쁜 단백질이요? 처음 듣는 말이군요.

A. CDC6이라는 단백질인데 이것이 중개인 역할을 해서 포도당이 대량으로 분비됩니다. 그러면 암이 무한대로 증식하지요. 이 단백질을 제거하기만 해도 포도당은 거의 나오지 않습니다.

단식이 나쁜 단백질을 잡아먹는다

Q. 단식이 나쁜 단백질을 제거한다고요?

A. 그렇습니다. 그리고 한 가지가 더 있습니다. 단식은 활성

산소Oxygen free radical를 없애줍니다. 활성산소는 우리 몸에 좋지 않습니다. 산화라는 것이 왜 좋지 않을까요? 활성산소에는 혈관의 '미소환경'[미생물 주변에 형성되는 미세한 환경]을 파괴하는 특징이 있기 때문입니다.

Q. 미소환경이요?

A. 요컨대 혈관의 93퍼센트는 모세혈관입니다. 굵은 혈관의 '대★순환'은 고작해야 7퍼센트 정도입니다. 모세혈관의 직경도 평균 4μm으로 아주 가늘어요. 그곳을 산소를 운반하는 7.5μm의 적혈구가 접혀서 구겨진 채로 통과합니다. 산소가 풍부한 곳에는 암이 생기지 않습니다.

Q. 저혈류, 저산소가 암 발병의 원인이란 말인가요?

A. 미소환경이 많은 조직은 산소도 많아서 암이 발생하지 않습니다. 암이 발생하는 데는 그런 특징이 있습니다. 이는 독일의 세계적인 암 연구학자인 바르부르크 박사가 1931년 노벨상을 수상한 이론입니다. 이 산소와 암의 관계를 의학계에서는 '바르부르크 효과'라고 합니다.

Q. 저산소 세포는 산소가 아닌 당을 분해하여 에너지를 얻는군요.

A. 혐기성해당계(에너지)는 잘 알려져 있죠. 그런데 미소환경의 혈류가 나빠져 저산소 상태가 되면 그곳에 활성산소가 무한히 발생합니다. 무한히 발생한 활성산소는 세포를 무한히 죽입니다. 그것(염증) 때문에 혈관이 걸레처럼 너덜너덜해져 출혈이 생깁니다. 그리고 그 핏속에 포도당이 들어가면 암세포는 기뻐하며 포도당을 먹이로 삼아 점점 커집니다.

Q. 활성산소가 암의 '먹이'를 대량 공급하는군요?

A. 그렇습니다. 이것은 틀림없는 사실이에요. 먼저 미소환경이 나쁜 곳에 산화 현상이 나타나고 먹이가 공급되죠. 그러면 암은 세포분열을 통해 점점 더 증대됩니다.

적혈구나 지방 분해로 독소가 해독된다

Q. 그 과정을 끊는 것이 효소 단식인가요?

A. 그렇습니다. 단식을 하면 그게 전부 가라앉아요. 나쁜 '미소환경'을 혈액의 연쇄형성이라고 합니다. 이것은 적혈구들이 달라붙은 상태입니다. 단식으로 이 상태를 풀어주는 거죠. 그러면 단식과 함께 독소가 전부 장으로 이동합니다. 물론 물은 마시는 단식입니다. 그러면 적혈구의 연쇄형성이 사라져 적혈구

들이 떨어지고 독소가 장내에서 방출됩니다. 진정한 단식은 물과 소금만 섭취합니다. 물과 소금만 있으면 이론상으로는 3개월 반은 단식을 할 수 있어요.

Q. 그렇게 오래 단식을 할 수 있단 말인가요?

A. 단식을 하면 달라붙은 적혈구가 전부 떨어지고 독이 든 물질이 전부 소변이나 숙변 형태로 배출됩니다. 그러면 지방이 에너지원이 되어 분해되고 이것이 케톤체가 되지요. 그리고 지방세포가 점점 감소하면서 세포의 크기 자체가 작아집니다. 작아진다기보다는 정상화되는 것이지만요. 그때까지 엄청나게 팽창되었던 지방세포가 떨어져 나갑니다. 어디로 가느냐 하면, 대정맥으로 들어갔다가 간정맥으로, 그리고 소장의 마지막 부분인 회장으로 들어가 '변'이 되어서 몸 밖으로 배출됩니다.

활성산소를 제거하는 양분을 보충한다

Q. 마지막은 해독이 된다는 말이군요.

A. 하루에 약 1조 개의 세포가 파괴됩니다. 1초에 1,000만 개꼴이죠. 그리고 파괴된 세포는 전부 '똥'이 되어 배출됩니다. 단식을 계속하면 독소 세포가 파괴되는데, 그때 좋은 것만 섭취

하면 됩니다. 단식이라고 해도 주스나 즙을 소량 섭취하면 좋은 세포가 생성됩니다. 활성산소를 제거하는 청소부 물질이죠. 이 활성산소를 청소해주는 물질을 섭취하면서 다른 음식을 거의 먹지 않으면 결국 암세포가 자살(아포토시스)합니다.

Q. 그리고 몸 밖으로 추방되나요?

A. 그렇습니다. 암세포는 살아 있을 기력을 잃고 하나둘 죽어갑니다. 쉽게 말하자면 청소물질을 암세포에 발라서 굳히면 암은 '덩어리'가 되어 화석화합니다. 그렇게 '변'이 되어 몸 밖으로 나가거나 소변으로 배출됩니다. 이 두 경로로 암세포가 소멸되는 것이죠.

Q. 그것이 바로 쓰루미 이론이군요.

A. 일단은 단식입니다! 이 암세포 소멸 메커니즘이 내가 도달한 결론입니다.

깊은 호흡은 인생을 통제한다

심신이 조화를 이루는 비결은 호흡법에 있다

"심신을 통제하는 비결은 호흡이다."

"몸이 불안정한 상태이거나 마음이 혼란스러울 때는 호흡이 거칠어진다. 심신을 안정시키는 첫 번째 비결은 호흡을 안정시키는 것이다."

요가 지도자인 오키 마사히로 선생은 《실전 명상 요가》에서 이렇게 단언합니다.

호흡하는 방법은 다음과 같습니다. 호흡의 폭이 깊고 넓은 단전호흡을 합니다. 이 호흡의 요령을 체득하는 방법으로는 앉은 상태에서 숨을 먼저 코로 끝까지 내뱉고 남은 숨으로 핫핫핫 하고 웃듯이 입으로 전부 내보냅니다. 이것은 '선정호흡'禅定呼吸이라고 불리는 행법입니다. 말 그대로 깨달음을 얻는 수양의 장소에서 하는 호흡법입니다. 방법을 차근차근 소개하겠습니다.

① 가슴을 양쪽으로 펴고 아랫배에 힘을 주어 안으로 집어넣으면서 숨을 내쉰다. 숨을 전부 내쉬기 직전에 아랫배의 힘을 빼면 깊고 큰 숨이

자연스럽게 들어온다.

    ② 충분히 숨이 들어오면 다시 아랫배부터 천천히 집어넣는다. 전부 숨을 내쉬기 직전에 조용히 힘을 빼면 자연스럽게 다시 숨이 들어온다. 이 의식적인 심호흡이 리듬감 있게 이루어지는 상태가 되면 심신이 안정되어 조용히 호흡을 하게 된다.

'신의 자리' 단전에 의식을 집중한다

읽어보면 알겠지만, 이 호흡법은 날숨이 들숨보다 깁니다. 이것이 긴 호흡법입니다. 단전호흡이라고도 하지요. 이것은 단전에 의식을 집중하기 때문입니다. 제하단전臍下丹田(배꼽 아래 단전)이라는 말이 전해 내려오듯 동양의학에서는 단전을 생명의 중심이라고 생각합니다. 단전은 배꼽과 항문을 잇는 직선의 중간에 위치합니다.

"단전은 '신의 자리'다. 모든 동작을 할 때 단전, 즉 요복력을 이용하라. 이 단전에 전신의 힘을 모으고 다른 곳의 힘을 뺀 상태에서 동작해야 비로소 자연체를 유지할 수 있다."

"단전은 생리적 균형을 유지하고 물리적 통일과 뇌의 안정이라는 3가지 작용을 한 번에 이루는 곳이다."《요가종합건강법(상)》

구체적으로는 항문이 닫히고 하복부에 의식과 힘이 집중된 상태입니다. 오키 마사히로 선생은 단전력을 높이는 것은 자율신경의 움직임을 강화하는 것이라고 합니다. 이것은 앞서 말한 교감신경과 부교감신경의 균형을 회복하는 일입니다. 그러기 위해 자연스럽고 조화롭게 호흡합니다. 요가에서는 그것을 조식調息이라 합니다.

산소 흡수량은 보통 사람의 2.5배로

"처음에는 단전호흡법을 하지만 그것을 계속하면 자연히 완전호흡을 하게 되어 온몸의 근육이 호흡작용에 협조하고 통일되면서 고요하고 부드러운 태식 胎息 전신 호흡법으로 바뀐다."

"호흡법을 습득하면 보통 사람의 2.5배나 많은 산소를 흡수할 수 있다."(《요가종합건강법(상)》)

산소 부족은 생명력 부족으로 이어집니다. 조직과 장기의 저산소 상태는 만병의 근원입니다. 산소는 소화 흡수된 영양물을 에너지화하고 그와 동시에 신경의 주요 '영양원'이 됩니다. 산소 부족은 신경세포의 기능도 저하시킵니다. 쉽게 말하자면 두뇌 회전이 떨어지는 것입니다.

"생명체의 균형을 유지하는 움직임을 관장하는 신경, 호르몬, 세포의 감수성을 조절하는 것은 자연호흡법에 따른 심신의 안정, 특히 마음의 안정이다. 호흡은 심신의 상태를 여실히 나타내므로 호흡을 안정시키면 욕망과 감정도 안정되고 그 결과 자연히 자신의 적절한 음식과 적절한 행동을 알 수 있게 된다." (《요가종합건강법(상)》)

요가에는 목적에 따라 더욱 다양한 호흡법이 있습니다. 그러나 모든 호흡법에 공통하는 것은 복식호흡이며 긴 호흡입니다.

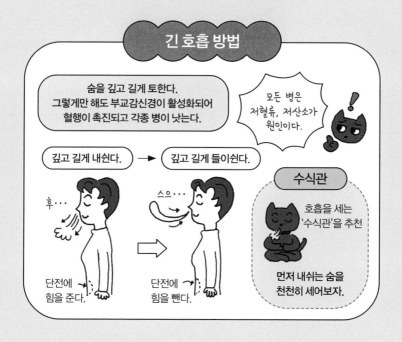

3장

3일 단식
실천법

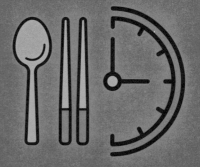

3일 단식은 본격적인 단식의
시작일 뿐이다

지방에서 나오는 병원균 '지방독'

3일 단식을 하면 정말 병을 거의 치료할 수 있을까요? 그 점에 대해 쓰루미 다카후미 의사는 부정적인 의견을 내놓습니다. 증상이 개선되긴 하지만 병이 낫지는 않는다는 것입니다. 개선되기는 하나 부족하기 때문입니다.

놀랍게도 지방에는 병원균이 존재합니다. 단식으로 지방이 분해되면 숨어 있던 병원균이 '지방독'으로 배출됩니다. 그것이 각종 증상을 일으키지요. 이른바 단식의 호전 반응(명현 반응)이라고 불리는 증상입니다.

또한 지방세포에서 다양한 물질이 분비됩니다. 대표적인 물질이 아디포사이토카인Adipo-cytokine이라는 활성 물질로, 지방에서 분비되는 호르몬 물질인데 단식을 하면 그 물질이 지방세포에서 활발하게 분비됩니다. 1996년에 발견된 비교적 새로운 활성 물질입니다. 이를 종종 '지방독'이라 부르며 단식은 이 '독소'를 지방에서 추방합니다. 또 숨어 있던 병원체도 모습을 드러냅니다.

쓰루미 의사는 지방에는 바이러스나 병원균이 수없이 많이 존재한다고 말합니다. 게다가 유해한 사이토카인류도 대량으로 분비된다고 합니다. '지방독'의 분비와 병의 인과관계도 명확히 알려졌습니다. 이렇게 유해한 아디포사이토카인이라는 물질은 대부분 지방세포에서 나타납니다.

TNF-알파 : 당뇨병에 걸리기 쉽다.
앤지오텐신(Angiotensin) : 고혈압이 된다.
PAI-1 : 혈전이 생긴다.

사흘째 가장 힘든 호전 반응이 나타난다

쓰루미 의사는 "단식으로 지방세포를 제거할 수 있다. 사흘째에는 나쁜 물질이 떨어져 나가기 시작한다. 그때가 가장 힘든 증상이 나타난다. 독소세포가 전부 거품이 되어 소변과 대변으로 나온다. 이 거품은 독성물질이므로 심한 염증을 일으킨다. 구토와 두통도 나타난다. 오히려 증상이 악화되어 보이는 시기다." 라고 말합니다.

이 호전 반응을 극복해야 합니다. 보건소나 병원이 이것을 완전히 묵살하는 이유가 무엇일까요? 그들은 호전 반응의 의미를 알지 못하기 때문에 그 현상을 단식의 '부작용'으로만 해석하기 때문입니다. 쓰루미 의사는 이러한 점에 분노에 찬 목소리를 냅니다.

"……멍청한 영양관리사와 보건사는 이렇게 말한다. '하루 종일 음식을 먹지 않으면 저혈당이 되어서 큰일 납니다!' '포도당을 섭취해야 해요'라고 말이다. 하지만 지방에너지인 케톤체 같은 건 전혀 몰라. 인간은 물만 마셔도 케톤체가 뇌의 에너지원으로 전환된다는 건 전혀 공부하지 않는 멍청이들! '포도당만 에너지원'이라고 여기니까 그런 말을 하는 것이다."

영양학 전문가가 케톤체를 모르다니 믿을 수 없는 일입니다. 지금은 일반인도 언론매체를 통해 알고 있는데 말이지요. "공부라는 걸 하지 않아 케톤체가 어디에서 나오는지도 모른다. 이 세상에서 가장 사악한 존재는 공부하지 않는 영양관리사와 보건사와 의사다."라고 쓰루미 의사는 말합니다.

효소 영양학이란
무엇인가

현대인은 60퍼센트만 먹으면 딱 좋다

쓰루미 다카후미 의사의 《효소의 비밀》은 효소의 메커니즘을 알기 쉽게 설명한 책입니다. 대체 효소란 무엇일까요? 효소에는 6가지 특징이 있습니다.

① **9번째 영양소** : 비타민에 비해 늦게 밝혀진 '9번째 영양소'다. '생명의 근원'이라고 불리는 살아 있는 영양소다.

② **48도에서 사멸** : 단백질이 주성분이므로 48도 이상의 고온으로 가열하면 열변성되어 사멸한다. 그러므로 효소를 섭취하려면 가열식을 피하고 조리하지 않은 상태로 먹어야 한다.

③ **2종류가 있다** : 효소는 체내에서 생성되는 '체내 효소'와 식재료

로 섭취하는 '음식 효소'로 나뉜다.

④ **촉매 역할** : 효소는 세포의 생명활동을 촉진하는 '촉매' 역할을 한다. 하나의 생화학반응에 하나의 효소가 촉매로 작용한다. 현재 2만여 종의 효소가 확인되었다.

⑤ **생산량은 일정하다** : 체내에서 생성되는 효소량은 평생 정해져 있다. 그러므로 외부에서 음식 효소로 충분히 섭취해야 한다.

⑥ **최첨단과학** : 효소의 실태가 해명된 것은 최첨단과학이 발달한 21세기가 되고 나서였다. 아직 밝혀지지 않은 부분이 많다.

백발은 효소를 낭비해서 생긴다

노화는 생명의 근원인 효소가 감소하는 것을 말합니다. 미국 시카고대학 부속병원인 마이클 리스 병원의 메이어 박사 연구팀은 충격적인 조사 결과를 발표했습니다. 69세 이상인 사람의 타액 속에 존재하는 효소는 젊은 사람보다 30배나 효소 활성도가 낮았다는 것입니다. 효소의 힘은 나이가 들면서 쇠약해진다는 것을 분명히 알 수 있는 결과입니다.

효소가 감소하면 노화가 진행되는데, 그 전형적인 예가 백발입니다. 효소는 생명을 유지하는 데 중요한 곳에 우선적으로 배치됩니다. 필요성이라는 기준으로 생각하면 머리카락은 가장 먼저 버림받을 운명이지요. 쓰루미 의사는 "백발이 되어도 생명에는 지장이 없다. 그래서 머리카락 색이 가장 먼저 변한다."라고 말합니다.

멜라닌 색소를 모발에 고착시켜 검게 만드는 작용을 하는 것은 티로시나아제tyrosinase라는 효소입니다. 그런데 나이가 들면서 체내의 잠재 효소가 감소하면 티로시나아제는 다른 중요한 부분으로 이동합니다. 그래서 생기는 것이 백발이지요. 머리카락이 빨리 백발이 된다는 것은 체내의 중요한 잠재 효소를 낭비한 결과입니다. 쓰루미 의사는 현대인은 정말 많은 효소를 낭비한다고 경종을 울렸습니다.

"대부분의 사람이 효소를 마구 낭비한다. 패스트푸드, 바비큐, 라면 등 가열 조리한 음식, 심야에 먹는 야식, 과자, 흡연과 지나친 음주 등 나쁜 생활습관이 효소를 결핍시킨다. 게다가 환경오염과 심신의 과도한 스트레스까지, 이래서는 소화 효소나 대사 효소가 아무리 많아도 부족하다. 비축된 잠재 효소가 고갈되어 사오십 대에 건강을 해치고 행복하다고 할 수 없는 인생을 보내게 되어도 전혀 이상한 일이 아니다."

병을 치료할 때는
소식을 한다

대사 효소를 활성화하고 소화 효소를 쉬게 한다

"병에 걸리면 음식을 먹지 않는 것이 좋다."

"과식을 했을 때 기억력이 떨어지거나 발가락과 뒷목이 차가워지는 것은 피의 흐름이 위와 장으로 몰려 다른 곳으로 가서 힘들기 때문이다. 채소와 과일 등 소화에 부담을 주지 않는 식사가 건강해지는 비결이다. 병에 걸린 사람은 특히 더 그렇다. 몸은 이렇게 호소할 것이다. '지금은 병과 싸우느라 대사 효소가 너무 바쁩니다. 소화 효소를 낭비하지 마세요.'라고 말이다."

쓰루미 다카후미 의사도 소식이 가장 중요한 치료법이라고 강조하며 야생동물이 병을 치유하는 방법에 주목했습니다. 자신의 보금자리에서 아무것도 먹지 않고 자연치유력을 최대한 끌어올리는 그 지혜를 높이 평가한 것입니다.

고다 미쓰오 의사도 마찬가지로 "하루 두 끼만 먹으면 건강해진다."라고 단언합니다. "옛날 사람은 많이 먹는 것의 무서움을 충분히 알고 있었다."라며 《양생훈養生訓》의 저자 가이바라 에키켄이 한 말인 "배를 80퍼센트만 채우면 의사가 필요 없다."를 인용한 것입니다.

"에도시대 초기의 식사는 국과 반찬 하나가 전부일 정도로 간소했으니 현대와는 양과 질적인 면에서 크게 차이가 난다. 현재 식사에 적용하면 70퍼센트도 많고 60퍼센트 정도가 타당하다."라고 합니다. 원래 일본인은 하루 두 끼만 먹었습니다. 일본뿐 아니라 아시아와 서구에서도 1일 2식인 시대가 꽤 길었습니다. 일본에서 1일 3식이 일반화된 것은 도시 지역에서는 18세기 초반, 농촌 지역에서는 19세기 중반 이후였습니다.

아침 식사는 거르자

'많이 먹어야 한다'는 마음에는 어떤 의지가 작용하는 듯합니다. 포이트가 독일 국민에게 필요한 양의 약 2.5배나 많은 단백질(고기)을 먹으라고 '권고'한 것과 마찬가지입니다. 그 배후에 식육산업이 존재했음은 틀림없는 사실입니다.

쓰루미 의사는 하루의 생리주기를 살펴봐도 배설하는 시간인 아침에는 음식을 먹지 않아도 괜찮고 밤 7~8시경 저녁을 먹고 다음날 점심까지 음식을 먹지 않으면 16~17시간은 소화관이 휴식을 취할 수 있다고 말합니다. 그래도 아침 식사를 하고 싶으면 효소가 듬뿍 들어 있는 생채소나 과일을 먹어보세요. 배설작용을 돕기 때문입니다.

장독소, 세포변비를 추방하는 쓰루미식 단식

쓰루미식 단식은 먼저 철저하게 장의 더러움(독소)을 해독합니다.

"단식이 좋은 이유는 장의 더러움을 제거해주기 때문이다. 현대 일본인은 다른 선진국의 국민도 그렇지만 장이 무척 오염되어 있다. 그것은 암과 심장병, 뇌졸중, 당뇨병 등의 생활습관병이 급증하고 아토피나 꽃가루 증후군 등 알레르기가 만연하는 것만 봐도 알 수 있다. 장의 더러움은 혈액을 거쳐 세포의 더러움으로 이어지는데 그 예로 콜레스테롤과 플러그, 중성지방, 곰팡이(진균), 병원균, 죽은 백혈구 등이 있다."

"이것은 세포 하나하나에 숙변이 쌓여 있는 것과 같으며 이런 독소 투성이 세포로 건강을 유지할 수 있을 리가 없다. 나는 이렇게 된 세포를 '세포변비'라고 부른다. 그 세포변비는 비만과 만병의 원인이 된다."《효소가 만드는 장 면역력》)

효소식을 권장한다

열량이 낮은 음식에도 필요한 영양분은 있습니다. 채식 plant food, 전체식 whole food [뿌리부터 잎까지 식품 전체를 먹는 것], 생식 raw food 입니다.

음식을 먹는 순서도 중요합니다. 쓰루미 의사는 샐러드부터 먹어야 한다고 합니다. 생채소와 과일은 효소가 풍부하기 때문에 소화가 잘 돼 30분 정도면 위장을 통과하므로 소화관이라는 통로를 정체하지 않고 원활하게 흘러가기 때문이지요. 이때 효소를 잘 섭취하는 방법이 있습니다.

주스로 마신다

즙을 내자마자 마신다. 고속 주서는 마찰열 때문에 주스가 산화하므로 저속 주서를 권한다. 빈속일 때, 씹어 먹듯이, 식이섬유와 함께, 과일과 채소를 섞어서 마신다.

갈아 먹는다

채소와 과일을 갈면 세포 내의 효소도 섭취할 수 있다. 효소량을 2~3배 이상이나 섭취할 수 있어 소화 흡수도 원활하게 된다. 효소는 껍질 부분에 들어 있으므로 껍질째 갈아야 한다. 채소의 경우 무, 과일이라면 사과가 갈아 먹기 좋다. 그 밖에 마, 당근, 생강, 오이, 셀러리, 순무, 마늘, 연근, 양파도 갈아 먹는 메뉴에 추가하자. 강판은 효소가 쉽게 활성화되는 금속제가 가장 좋다. 주스를 만들 때처럼 갈자마자 바로 마시자.

발효식품

발효는 '효소를 발산'하는 현상이다. 일본은 발효식 천국이다. 된장, 간장, 낫토, 식초, 장아찌 등 다양하다. 일본인의 장수는 장아찌 덕분이라는 설도 있을 정도다. 쓰루미 의사는 "그중에서도 낫토는 뛰어난 건강식품이다. 발효 과정에서 아밀라아제와 프로테아제, 리파제 등 여러 가지 소화 효소가 생성되는데 훌륭한 것은 낫토균이 만드는 단백질 분해 효소의 일종인 낫토키나제다. 낫토키나제의 끈끈한 성분에는 뇌경색과 심근경색의 원인인 혈전을 용해하는 힘이 있다. 요즘 낫토에는 라이소자임이라는 병원체 용해 효소가 함유되었다는 것도 밝혀졌다."라고 말한다.

3일 단식으로 준비운동을

감기에 걸리면 먹지 않고, 움직이지 않고, 푹 자는 것이 처방전입니다. 쓰루미 의사는 감기는 단식으로 100퍼센트 나을 수 있다고 주장합니다. 고질적인 편두통 환자를 진찰했을 때 뇌를 CT 촬영해도 아무것도 보이지 않았고 항두통약을 복용해도 전혀 효과가 없었다고 합니다. 두통의 원인은 장이었고 장내가 독소로 엉망이었습니다. 그때 장내에 좋은 균을 늘리기 위해 단식요법을 실시해 치료했습니다.

장내 독소가 쌓인 경우에는 3일 단식만으로는 부족합니다. 쓰루미 의사에 따르면 소화기관은 가장 단시일 내에 단식으로 체세포가 새롭게 교체됩니다. 그러나 그 외의 장기는 교체기간이 깁니다.

쓰루미 의사는 장 속에 있는 독을 빼는 것이 가장 중요하다고 합니다. 장에 있는 나쁜 균과 독소를 그대로 놔두면 간에 들어가 온몸으로 퍼지기 때문입니다. 이른바 '장독'腸毒을 제거하려면 3일 단식은 준비운동입니다. 고질적인 편두통도 원인은 장독입니다. "가벼운 두통이라면 3일 단식으로도 효과가 있지만 3일은 단식의 시작일 뿐이다."라고 주장하기도 하는데, 조금씩 효소 영양을 넣어서 몸속의 모든 세포를 교체해야 한다는 것입니다.

효소 단식 실천법

매실 장아찌와 간 무, 당근

쓰루미 다카후미 의사의 효소 단식법을 살펴봅시다. 먼저 시작한 지 4~5일 동안에는 물과 매실 장아찌만 먹습니다. 그런 다음 물과 매실 장아찌, 당근과 무 간 것을 일주일 정도 먹습니다. 그러고 나서 저속 주서로 만든 과일과 채소주스, 매실 장아찌를 먹습니다. 이것은 절대 빼먹지 말아야 합니다. 그리고 점심은 거릅니다. 이런 식으로 열흘 정도 계속합니다. 그러면 총 21일을 단식하게 됩니다.

이때 매실 장아찌, 무, 당근처럼 생활 속에서 당연하게 섭취하는 식재료가 효소를 보급해주는 것입니다. 쓰루미 의사는 "이렇게 하면 상당한 효과가 나타난다. 이 정도는 해야 효과적이다.

그 뒤 평소처럼 생활하면서 다시 한 번 같은 코스를 실천한다. 그런 식으로 여러 번 단식을 반복해야 효과가 보인다. 특히 암 같은 병은 이렇게 하지 않으면 효과가 없다."라고 주장합니다. 3일 이상의 단식은 전문가의 지도하에 하는 것이 현명합니다. 집에서 할 수 있는 쓰루미식 효소 단식 코스도 있으니 실천해봅시다.

가정에서 하는 효소 단식 기준

코스의 종류는 다음과 같습니다. 쓰루미 의사의 설명과 함께 방법을 소개합니다.

반나절 코스

몸 상태가 좋지 않거나 속이 좀 거북할 때는 반나절 단식을 해보자. 몸이 초기화되어 가벼워질 것이다. 약간 몸 상태가 의심스러울 때 즉시 실천하면 좋다.

방법 : 전날 밤 7~8시까지 식사를 마친다. 다음 날 점심까지 식사를 하지 않는다. 이는 조식을 한 번 거르기만 하면 되는 간헐적 단식이다. 16~18시간의 단식이지만 위장이 휴식을 취하고 소화 효소가 낭비되지 않는다. 간헐적 단식을 할 때 먹을 수 있

는 것은 물뿐이다.

1일 코스

아침에는 아마씨유를 1큰술, 저녁에는 무 5cm 정도를 갈아서 먹고 오이와 셀러리도 한 개씩 먹는다. 소금이나 된장을 찍어 먹어도 된다. 24시간 동안 지친 위장도 단식으로 쉴 수 있고 체내 독소도 제대로 배출된다. 실천 기간은 월 2번 정도다.

방법 : 아침, 점심, 저녁의 기본은 매실 장아찌 1개씩이다. 몸의 에너지가 되어 피로가 해소되는 구연산이 풍부한 매실 장아찌를 매일 섭취한다.

2일 코스

채소를 강판에 간 것(무 5cm, 생강 3cm, 당근 3분의 1 정도)에 드레싱(간장 약간, 검은깨 약간, 아마씨유를 1큰술, 나한과(참외과의 덩굴 식물) 과립 1작은술을 끼얹은 것)이나 바나나 1개, 사과 반 개 등 과일 한 가지를 코스에 곁들여도 된다.

방법 : 기본적인 방법은 1일 코스와 동일하다.

2일 반 코스

몸속의 독소가 제대로 배출되는 것을 실감할 수 있다. 과감하게 실행해볼 가치가 있다. 하루에 10컵 이상 양질의 물을 마시자. 목표는 월 1회다.

방법 : 금요일 밤부터 월요일 아침까지 주말을 통째로 이용해 도전해보자.

"단식은 암도 치유한다!"라고 단언하는 쓰루미 의사의 이론은 과장이 아니라는 것을 알게 되었을 것입니다. 현재 1,500명의 단식 체험자 중에 암 환자가 한 명도 없었다는 단식도장의 조사 결과도 그 사실을 입증합니다.

쓰루미 의사의 효소 단식은 채소를 갈아서 즙을 내거나 주스, 매실 장아찌 등을 곁들여 하기 때문에 그만큼 부담 없이 단식 효과를 크게 얻을 수 있습니다. 이때 주의할 점은 채소도 되도록 무농약 제품을 선택해야 한다는 것입니다. 또 매실 장아찌도 첨가물이 없는 것을 골라야 합니다. 착색료가 들어간 것은 좋지 않습니다. 일단은 1일 코스부터 시도해봅시다. 몸이 가볍고 좋아져서 놀랄 것입니다.

수식관으로 장수를 할 수 있다

단순하게 말하면 숨을 뱃속에서 최대한 깊고 길게 내뱉는 것입니다. 20대에 알게 된 한국 승려에게 '수식관'이라는 수행법을 배웠습니다. 더욱 쉽게 길게 호흡할 수 있는 방법입니다.

즉 자신이 내쉬는 숨을 세는 것입니다. 호흡의 포인트는 먼저 내쉬는 것부터 시작합니다. 숨을 전부 내뱉으면 숨이 자연스럽게 들어오지요. 왜 호흡의 수를 세는 것일까요?

그것은 잡념을 떨치기 위해서입니다. '머릿속을 비우라'는 말을 들어도 보통 사람은 그렇게 하지 못합니다. 생각하지 말자고 생각할수록 여러 가지 잡념이 떠오르기 마련입니다. 재미있게도 사람의 생리는 그 이미지에 반응합니다. 맛있는 음식을 떠올리면 저절로 침이 생기는 현상은 누구나 경험했을 것입니다.

잡념에 일일이 심신이 반응하면 교감신경(긴장)에서 부교감신경(이완)으로 옮겨가는, 긴 호흡의 본래 목적을 이룰 수 없습니다. 그래서 내쉬는 숨에 집중하기 위해 '숨을 세는' 것입니다. 동양의 수행자는 실로 훌륭한 방법을 생각해냈습니다.

수식관은 언제 어디서든 할 수 있습니다. 눈을 감고 항문과 엉덩이 근육을 조이고 온몸의 힘을 빼고 편안한 마음으로 합니다. 일단은 천천히 숨을 내쉬면서 10까지 세어봅시다. 10까지 센 다음에는 자연히 숨이 들어옵니다. 그러면 다시 천천히 10까지 세며 숨을 내쉽니다.

20대부터 틈날 때마다 수식관을 실천하자 재미있는 일이 일어났는데 숨을 멈춘 상태에서 셀 수 있는 횟수가 점차 늘어난 것입니다. 지금은 안정되었을 때 60 이상을 셀 수 있습니다.

즉 호흡이 1분에 1회가 된 겁니다. 이 정도로 열심히 할 필요는 없습니다. 호흡법은 무리하면 안 되므로 천천히, 편안하게 하는 것이 중요합니다.

수식관으로 긴 호흡법을 해봅시다. 그러면 당신은 몸의 변화를 눈치챌 것입니다. 먼저 손끝이 따뜻해집니다. 온몸이 따뜻해지는 것도 느껴질 것입니다. 긴 호흡을 하면 교감신경에서 부교감신경이 활성화되어 전신의 모세혈관이 확장되기 때문입니다.

또 맥박이 안정되는 것을 느낄 것입니다. 이렇게 해서 혈압도 혈당치도 내려갑니다. 그것은 웃음과 같은 생리적 효과입니다. 오키 마사히로 박사는 웃음과 호흡법의 관계를 다음과 같이 말합니다.

"웃음도 이상적인 호흡법 중 하나다."

"웃음의 호흡법도 중요하다. 웃으면 단전에 힘이 들어가 심신이 자연스럽게 편안하고 안정되며 혈행이 촉진된다. 모든 일을 즐겁게 하면 지치지 않는 것은 이 때문이다."

긴 호흡에는 다음과 같은 효능이 있습니다. "제대로 숨을 내쉬면 폐의 움직임과 밀접하게 연관된 횡격막과 복근 등의 호흡근이 강하게 수축한다. 내장이 마사지되어 혈행이 개선되고 활발하게 활동한다." (《간헐적 단식과 길게 내쉬는 호흡》)

자율신경의 균형이 잡히므로 호르몬 분비나 소화기계, 순환기계 등의 생리 기능도 균형이 잡힙니다. 기본적으로는 호흡을 깊고 천천히 길게 내뱉기만 해도 건강이 눈에 띄게 회복됩니다. 병원에 가거나 무서운 '독'이 든 약을 먹는 것보다 훨씬 안전한 방법이지요. 그리고 언제 어디서나 무료로 할 수 있고 고통스러운 병도 낫습니다. 또한 장수가 보장됩니다.

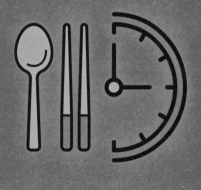

4장

절반만 먹어야
두 배
오래 산다

80년 전에 발표한 '수명 배증설'의 충격

원숭이 실험으로 입증한 수명 배증 효과

암, 심장병, 당뇨병에 효과적인 소식

기미, 주름, 백발이 개선되었다

미국의 식사는 근본부터 잘못되었다

동물성 단백질이야말로 최악의 발암 물질이다

먹을수록 건강과 멀어진다

노년의 소식으로 젊어진다

젊음과 노화의 수수께끼가 풀렸다

80년 전에 발표한
'수명 배증설'의 충격

배를 60퍼센트만 채운 쥐는 두 배를 더 살았다

절반만 먹어야 두 배 오래 삽니다. 이렇게 말하면 "농담이시죠? 근거가 있나요?"라며 대부분 웃어넘길 것입니다. 하지만 과학적으로도 의학적으로도 근거가 있는 말입니다. 수많은 실험으로도 증명되었습니다.

이것을 처음 밝혀낸 실험 데이터는 앞서 소개한 미국 코넬대학 영양학자 클리브 맥케이 박사의 연구 논문 〈쥐의 영양과 수명에 관한 연구〉입니다. 이 논문은 1935년에 〈영양학 저널〉 The Journal of Nutrition에 게재되었습니다. 벌써 약 80년 전에 규명되었다는 말이지요.

먼저 맥케이 박사는 실험용 쥐를 두 집단으로 분류했습니다. B집단에는 먹고 싶은 만큼의 먹이를, A집단에는 열량을 60퍼센트로 줄인 먹이를 주고 그 과정을 비교했습니다. 그러자 열량 섭취가 제한된 쥐(A집단)의 평균 수명이 B집단의 2배 가까이 늘었습니다. 심지어 A집단에는 1,400일 이상 생존한 쥐도 있었습니다. 즉 절반을 먹으면 두 배 오래 살 수 있다는 말입니다.

근대 영양학을 송두리째 부정하는 시험

이것은 당시 연구자에게 청천벽력 같은 소식이었습니다. 당시 전 세계는 이미 포이트 영양학에 지배되었기 때문이지요. '영양은 많이 섭취할수록 몸에 좋다'는 이론이 영양학의 상식이었던 때입니다. 포이트는 "영양분은 아무리 많이 섭취해도 괜찮다."라고 자신만만하게 주장했습니다.

그런데 맥케이 논문은 그 주장을 정면으로 부정한 것입니다. 당시의 영양학자들은 도저히 받아들일 수 없는 결과였을 테지요. 맥케이 논문은 세상을 지배했던 근대 영양학의 '상식'을 근본적으로 부정했으니 말입니다. 이 실험은 세상의 주목을 받지 못하고 학계에서 묵살 당했을 뿐 아니라 역사 속에 봉인되었습니다. 왜 그랬을까요? 맥케이 박사가 인류가 알아서는 안 되는 '진실'에 도달했기 때문입니다.

맥케이 논문은 판도라의 상자였습니다. 세계의 의사들은 거대자본에 지배당했기 때문이지요. 특히 록펠러 재단 등에 의해 의료계가 독점체제를 이루었습니다. 한마디로 국제 의료 마피아라 할 수 있습니다. 제약사와 의료업계의 거대한 이권을 독점했습니다. 그들에게 맥케이 논문은 실로 위협적이었습니다.

열량을 제한하면 병이 급감하고 수명이 늘어난다는 것은 인류에게는 축복의 소리이지만 의료 마피아에게는 악몽이기 때문입니다. 병든 사람이 급격히 감소하는 것은 '그들'에게는 이익이 급격이 감소한다는 의미이니 말입니다.

곤란한 일은 또 있었습니다. 국제 거대자본은 세계의 식량 이권도 거의 장악한 식량 마피아이기도 합니다. 인류가 먹는 양을 절반으로 줄인다는 것은 식품시장이 반토막난다는 뜻이고 소비가 줄어드는 것으로 이어집니다. 그러면 분명 식량 가격이 폭락할 것이기 때문에 식량 마피아가 용납할 수 없는 악몽입니다. 그래서 맥케이 박사가 연 '판도라의 상자'는 어둠의 힘으로 황급히 닫히고 자물쇠를 걸어 역사 속에 묻혔습니다.

지구를 지배하는 어둠의 세력은 당시 이미 세계의 언론매체를 장악한 상태였습니다. 그러므로 전 세계 어디에서도 맥케이 보고를 보도하는 매체가 없었던 것입니다. 이렇게 학문이 거대한 이권 다툼으로 봉인되고 은폐되는 일은 지금도 드물지 않게 일어납니다. 우리는 그 현실을 깨닫고 직시해야 합니다.

원숭이 실험으로 입증한
수명 배증 효과

열량 제한은 물벼룩부터 곤충, 포유류까지 효과가 있다

　그러나 연구자들의 탐구심은 이러한 부당한 압력에 굴하지 않았습니다. 특히 '항노화'(안티에이징)를 연구하는 학자들은 열량 제한과 수명과의 연관성에 주목해왔습니다. 호기심이 왕성한 학자들은 수명의 신비에 두근거리는 마음으로 도전을 멈추지 않았던 것입니다.

　1980년대 후반이 되면서 열량 제한과 수명에 대한 연구가 지속적으로 진행되었고 '단식과 소식을 하면 수명이 연장된다'는 것이 동물 실험으로 잇달아 증명되었습니다. 지금도 세계에서 수십 건에 이르는 열량 제한 실험을 실시하고 있습니다. 놀라운 사실이 잇달아 판명되었습니다. 열량 제한에 따른 수명 연장 효과는 효모나 짚신벌레 등의 원생동물부터 선충 등의 미생물, 나아가 물벼룩 등의 갑각류, 곤충, 그리고 쥐와 원숭이 등의 포유류에 이르기까지 거의 모든 생명체에게서 공통으로 관찰된 것입니다.

배를 70퍼센트만 채운 원숭이는 두 배 더 오래 살았다

영장류인 원숭이 실험(미국 국립위생연구소 보고)에서도 다음과 같이 수명이 약 배로 늘어난 것이 확인되었습니다. 그 전형적인 예를 살펴봅시다.

원숭이 60마리를 30마리씩 두 집단(A, B)으로 나누고 B집단의 원숭이에게는 배가 터지게 먹고 싶어 하는 만큼 먹였습니다. A집단에는 열량을 70퍼센트로 제한했지요. 이렇게 15년 동안 추적 관찰을 했습니다. 그 결과 A집단의 사망률이 B집단의 2분의 1임이 밝혀졌습니다. 즉 열량을 70퍼센트로 제한한 원숭이가 2배를 더 산 것입니다.

이 실험으로 흥미로운 사실도 드러났는데, 소식파인 A집단의 원숭이는 저체온에 혈중 인슐린 수치가 낮고, 남성 호르몬 DHEAS이 감소하지 않았습니다. 이렇게 특수한 남성 호르몬의 일종은 부신피질에서 생성되어 다른 말로 '회춘 호르몬'이라고 불럽니다.

소식 건강법의 권위자인 고다 미쓰오 의사는 이 호르몬은 나이가 들면서 점점 감소하는 것이 일반적이나 소식을 한 원숭이들은 감소하지 않았고 이 호르몬은 젊어지는 동시에 면역력도 증강시켰다고 설명했습니다. 즉 배를 70퍼센트만 채우는 소식이 정력, 항노화력, 면역력을 강화한다는 것이 입증된 것입니다. 이것은 정력 감퇴로 고민하는 남성들에게도 기쁜 소식이라 할 수 있지요.

암, 심장병, 당뇨병에
효과적인 소식

70퍼센트만 먹은 원숭이는 겉모습도 젊다

"70퍼센트만 먹은 원숭이의 생존율은 1.6배이다."

이것은 미국 위스콘신대학 연구팀이 20년간 실시한 실험 결과입니다. 과학잡지 〈사이언스〉(2009년 7월 10일자)에 게재되어 세계적인 화제가 되었습니다. 그 결과는 가히 충격적입니다. 실험을 시작한 지 20년, 열량 제한을 하지 않았던 B집단은 절반이 사망한 반면 70퍼센트로 열량 제한을 한 A집단은 80퍼센트가 살아 있었습니다. 생존율이 1.6배 높은 것입니다. 연구팀은 실험한 원숭이의 영상도 공개했습니다.

사람이라면 약 80세에 해당하는 고령의 원숭이를 비교했습니다. 두 마리의 차이는 일목요연합니다. 거의 같은 나이인데도 열량 제한을 한 원숭이는 훨씬 젊고 주름살도 없었고 피부와 털에 윤기가 흐릅니다. 또한 취재 카메라에 흥미를 나타내며 민첩하게 돌아다니고 눈에 생기가 돌았습니다. 반면 열량 제한을 하지 않은 원숭이는 주름살이 보이고 털도 푸석푸석하고 결이 고르지 않으며 허리도 없습니다. 귀찮은지 거의 움직이지 않고 생기가 없었습니다.

실험주임 리처드 윈드랙 교수는 "두 마리의 원숭이는 도저히 같은 나이로 보이지 않는다. 겉모습도 그렇다. 또 운동능력 등 많은 면에서 신체연령에 5세에서 8세 정도 차이가 있다."라며 놀라움을 드러냈습니다.

20년간의 실험이 증명한 소식의 효과

위스콘신대학이 실시한 이 연구는 원숭이를 이용한 가장 규모가 큰 항노화 실험으로 꼽힙니다. 1989년 실험을 시작했고 연구를 시작하는 시점에 이미 성체(7~14세)인 76마리의 원숭이가 대상이었습니다.

먼저 원숭이들을 제비뽑기로 38마리씩 A와 B, 두 집단으로 나누었습니다. B집단 원숭이들에게는 먹이를 먹고 싶을 때 마음대로 먹도록 했고, A집단 원숭이들은 그보다 칼로리가 30퍼센트 적은 먹이를 먹였습니다. 관찰은 20년 동안 계속되었고 사육되는 붉은털원숭이의 수명은 통상 27년 정도이므로 시작한 뒤 20년 후에는 당연히 죽은 원숭이도 있었습니다. 20년 뒤, 생존한 원숭이를 조사했습니다.

마음껏 먹은 B집단의 원숭이는 약 절반이 죽었습니다. 그것도 전체(76마리)의 37퍼센트(14마리)가 암, 당뇨병, 심근질환, 뇌수축 등 노화에 따른 질병으로 숨을 거두었습니다. 한편 소식을 한 A집단의 원숭이는 80퍼센트가 그때까지 살아 있었습니다. 생존율은 B집단의 약 1.6배에 달했지요. 노화에 따른 질병으로 사망한 것은 13퍼센트(5마리)뿐이었습니다. 이것은 마음껏 먹은 B집단의 약 3분의 1이라는 적은 수치입니다. 그는 이런 결론을 내렸습니다.

"저칼로리식은 수명을 연장하고 나이 먹었을 때의 생활의 질(QOL Quality Of Life)도 향상한다. 나이가 들면서 수반되는 병이나 생존율 증가 수치를 보면 열량 제한이 강하게 영향을 미쳤음이 확실하다."

암·심장병 : 70퍼센트만 먹으면 발병률이 절반으로 감소한다

특히 연구팀이 주목한 부분은 암과 심장병 발생입니다. 열량을 70퍼센트만 섭취한 A집단의 원숭이는 마음껏 먹이를 먹은 B집단의 원숭이보다 암과 심장질환 발생률이 절반 이하로 떨어졌습니다. 즉 암이나 심장병으로 죽고 싶지 않다면 '적어도 70퍼센트만 먹는 것'이 좋다는 말입니다.

당뇨병 : 소식한 원숭이 중 당뇨병으로 사망한 원숭이는 0

70퍼센트 열량 섭취는 당뇨병 예방에도 대단한 효과를 보였습니다. 소식을 한 A집단 원숭이 중 당뇨병에 걸렸거나 혈당 수치가 비정상적이었던 원숭이는 발견되지 않았습니다.

윈드랙 교수는 열량 제한이 완벽한 당뇨병 예방책이라고 단언합니다. 당뇨병의 원인은 '포식'임이 입증되었기 때문입니다. 예방법은 치료법이기도 합니다. "굶어야 당뇨병이 낫는다!"라는 말 그대로 단식은 당뇨병 환자를 치료하는 데 극적인 효과를 발휘합니다.

뇌 기능 : 열량 제한은 뇌 기능에도 좋다

노화는 치매나 뇌 수축(알츠하이머)과 같은 뇌 기능 저하를 수반합니다. 그러나 열량 제한을 한 A집단은 뇌 기능도 실로 활발했습니다. 연구팀은 이 점을 비교 실험을 통해 증명했습니다.

A집단에서는 뇌 수축이나 근력 저하 증상을 보인 원숭이가 별로 없었습니다. 원숭이들의 작업 능력을 실험했더니 A집단은 뇌 영역에서 기억이 필요한 작업이나 문제 해결 능력도 비교적 양호했습니다.

이것은 반대로 말하면 열량 제한이 없었던 B집단의 원숭이들은 지적 능력이 떨어졌음을 의미합니다. B집단의 원숭이들은 A집단보다 암과 심장병으로 2배 이상의 수가 생명을 잃었고 당뇨병으로 괴로워했으며 치매나 뇌 수축 등의 노화 현상도 빨리 찾아왔습니다. 많이 먹을 것인가? 적게 먹을 것인가? 단지 이 하나의 선택이 원숭이의 생에 이렇게 큰 차이를 만든 것입니다. 무지만큼 슬프고 어리석은 것은 없습니다.

성 기능이 강화되어 젊어진다

또한 위스콘신대학 연구팀은 A집단의 원숭이의 생리 지수 변화도 관찰했는데, 흥미로운 점이 밝혀졌습니다. 열량을 70퍼센트로 제한하자 체중, 지방량, 혈압, 심장 박동 수, 혈청중성지방, 산화 스트레스, 대사 속도, 체온 등이 감소했습니다. 이것은 노화와는 정반대의 건강 상태에 가까워진다는 증거입니다.

그뿐 아니라 성 성숙[생식선에서 최초로 정자 및 난자를 생산하여 방출할 수 있는 능력을 획득하여 번식이 가능한 시기], 골격 형성, 대사 속도(장기), 좋은 콜레스테롤, 청각 반응 등이 증가했습니다. 이것은 열량 제한이 성 기능을 강화하고 골격이 발달한 신체를 만들어 젊고 활발한 감각을 부여한다는 것을 증명합니다.

놀라운 것은 20년간의 실험 보고는 어디까지나 '중간 보고'라는 점입니다. 그들은 앞으로도 15년간 실험을 계속할 것이라고 합니다. 그 밖에도 열량 제한이 수명을 크게 늘린다는 것을 증명한 실험 논문은 수없이 많습니다.

열량을 30퍼센트로 줄여도 1.7배 오래 산다

이번 실험(미국 노화연구소 보고)에서는 쥐를 대상으로 열량 제한을 30퍼센트까지 줄였습니다. 이른바 배를 10분의 3만 채운 것입니다. 거의 요가 수행자 수준으로 과연 어떻게 살아갈 수 있을지 걱정스러울 것입니다. 그런데 30퍼센트로 열량을 제한한 쥐가 평균 1.7배나 오래 살았다는 결과가 나왔습니다. A 소식 집단(열량 30퍼센트 제한)의 평균 수명은 50개월이고 B 포식 집단(열량 무제한)은 일주일에 약 140kcal를 섭취했고 평균 수명은 약 30개월이었습니다.

30퍼센트로 열량을 제한한 집단이 1.7배나 오래 살았다니 놀라운 일입니다. 또한 A집단의 최대 수명은 약 60개월이었습니다. 반면 B집단은 40개월이 최대 수명이었습니다. 최대 수명도 소식을 한 A집단이 1.5배나 길었다는 말입니다.

일부 항노화학자는 열량을 60퍼센트 이상 줄이는 소식에 부정적입니다. 영양부족을 우려하기 때문이지요. 그러나 30퍼센트 열량으로도 수명이 1.7배나 길어졌습니다. 사람으로 치면 거의 1일 1식에 해당합니다.

　A, B 두 집단은 체중에 큰 차이를 보였습니다. 포식으로 단명한 B집단은 평균 50g이지만 소식으로 오래 산 A집단은 평균 20g이었습니다. B집단의 40퍼센트밖에 되지 않는 체중이었습니다. 장수하는 사람 중에 체격이 작은 사람이 많다고 합니다. 이것은 체격이 크고 체중이 많이 나갈수록 단명할 가능성이 있음을 시사합니다.

기미, 주름, 백발이
개선되었다

"원숭이와 쥐 실험이 그렇다고 사람도 그렇겠어?"

이 실험 결과만으로는 아직 수긍하지 못하는 분도 있을 것입니다. 실은 사람을 대상으로 한 열량 제한 실험도 시행된 바 있습니다. 그리고 그 실험에서도 같은 결과가 나타났습니다.

1991년 시행된 '바이오스피어2'라는 인공지구 실험입니다. 바이오스피어1(지구)을 대체할 인공 생태계가 바이오스피어2인데, 8명으로 구성된 참여자들은 4천여 평에 달하는 돔형 건물에서 외부와 격리되어 무려 2년간 생활했습니다. 그들은 이 공간에서 자급자족하며 살았고, 이 계획은 미래의 우주여행을 상정한 것이었습니다. 밀폐된 극한 상황에서 사는 사람의 생리적·심리적 변화를 관찰했습니다.

참여자들의 섭취 열량은 중간 정도의 '열량 제한'(25퍼센트 감소)에 상당하는 1,800kcal로 설정되었습니다. 즉 8명은 배를 75퍼센트만 채우고 생활한 것입니다.

체중, 혈당, 지질, 혈압이 개선되었다

2년간의 소식 생활은 어떤 결과를 가져왔을까요? 그들의 평균 체중은 18퍼센트 감소하다가 안정되었습니다. 또한 혈중 인지질 수치와 혈중 콜레스테롤 수치, 인슐린 수치도 저하되었습니다. 그뿐 아니라 혈당치도 떨어졌지요. 즉 신체의 지방량과 혈당이 저하하여 날씬하고 탄탄한 건강한 몸이 되었습니다.

8명의 기록을 보면 전원의 체중, 혈당, 콜레스테롤, 혈압, 백혈구 수치가 저하, 즉 개선되었습니다. 다음은 그중 한 명의 실험 결과입니다. 보면 알겠지만 모든 수치가 감소했습니다.

체중(94 → 71kg)

혈당(105 → 82mg/dl)

콜레스테롤(215 → 129mg/dl)

혈압(100/70 → 80/50)

백혈구(6,500 → 4,100개/㎕)

이 참여자는 체중을 4분의 3으로 줄이는 다이어트에도 성공했습니다. 다른 참여자들도 마찬가집니다. 이 '바이오스피어 2'에서의 인체 실험은 열량 제한이 인체에 주는 영향에 관해 중요한 자료를 제공했습니다. 열량을 75퍼센트만 섭취할 때 우리 몸은 최상의 건강 상태에 근접한다는 것입니다.

음식을 먹지 않을 궁리를 하면 나이를 먹지 않는다

위와 같이 열량 제한이 노화 방지와 젊음을 되찾는 '비책'임은 틀림이 없습니다. 노화 마커라는 지표가 있습니다. 기미, 주름, 피부 늘어짐, 백발 등 나이를 먹음에 따라 나타나는 변화를 표시한 '생리지수'인데 무려 300여 항목이나 된다고 합니다. 그런데 미국 국립노화연구소 보고에 따르면 열량 제한만 해도 그 항목들의 80~90퍼센트가 개선된다는 것이 입증되었습니다.

음식을 먹지 않을 궁리를 하면 나이를 먹지 않는다는 말입니다. 이렇게 고마운 건강법이 또 있을까요? 게다가 식비도 줄어들고 장을 보거나 요리를 하는 수고도 덜 수 있습니다. 가스요금도 줄어들고 설거지거리도 줄어들지요. 좋은 일뿐입니다.

2배를 먹으면 수명이 반토막!

열량을 60퍼센트로 제한하자 수명이 2배로 늘었습니다. 맥케이 보고에서 위스콘신대학의 실험에 이르기까지 다양한 동물 실험이 열량을 거의 절반으로 줄이면 수명이 1.5~2배로 늘어난다는 것을 증명했습니다.

사실 열량을 제한했더니 수명이 늘어났다고 놀라워하는 것이 더 이상합니다. 예를 들어 쥐 실험에서는 열량을 '절반'으로 줄였더니 수명이 '2배'로 늘었다며 경탄하지만, 사실 반대입니다. 지금까지 '2배'를 먹어왔기 때문에 수명이 '절반'이었다고 말해야 옳다고 생각합니다. 쥐가 섭취하기에 가장 적절한 열량은 평소 열량의 50퍼센트였기 때문에 소식한 쥐가 본래 누렸어야 할 건강과 장수를 얻은 것입니다. 원숭이도 물벼룩도 그리고 사람도 그렇습니다.

그런데도 사람들은 쥐가 원하는 만큼 주는 먹이의 양이 정상적인 양이라고 착각했습니다. 같은 맥락에서 인류는 먹고 싶은 만큼 먹는 것이 바른 식생활이라고 착각해온 것입니다. 이제 관점을 바꾸어야 합니다. 그것은 잘못된 식생활이었습니다.

식사량은 먹고 싶은 양의 '절반'이 적절합니다. 그런데도 먹고 싶은 만큼, 즉 적정량의 2배를 먹였기 때문에 실험 동물들의 수명이 줄어든 것입니다. 먹는 것을 50퍼센트 감소시키는 것은 곧 자연스러운 상태입니다. 그러므로 실험에서 열량을 절반으로 줄였더니 본래의 자연스러운 상태로 돌아갔을 뿐입니다. 이것은 원숭이도 마찬가지고 사람도 그렇습니다. 사실 24시간 배가 부른 상태인 것 자체가 자연계에서는 있을 수 없고 있어서도 안 되는 일이지요. 공복감이야말로 생명력의 원천이기 때문입니다.

야생동물은 평소에 먹지 않습니다. 먹이가 없어서 먹을 수 없는 이유도 있지요. 그래서 생존 본능을 갈고닦아 황야를 달릴 수 있습니다. 생명력과 자연치유력을 최고도로 유지하며 살 수 있는 것입니다. 힘차고 약동감에 넘치는 그 모습은 숨이 멎을 정도로 우아합니다.

미국의 식사는
근본부터 잘못되었다

문명국의 식사는 잘못되었다

그렇다면 대체 무엇을 먹으면 좋을까요? 건강하게 오래 살기 위한 최상의 식생활은 무엇일까요? 누구나 알고 싶을 것입니다. 그것을 위한 지침(가이드라인)이 필요합니다. 이때 교본이 되는 2가지 연구가 있는데, 바로 '맥거번 보고'와 '차이나 연구' The China Study입니다.

맥거번 보고는 1977년, 미국에서 발표된 '식사와 건강'에 관한 대대적인 조사 보고입니다. 정식 명칭은 '미국 국민 영양 및 의료문제 특별위원회 보고서'이지요. 이 조사는 민주당의 카터 정부 때 실시되었습니다. 조지 맥거번 상원의원이 연구조사를 진두지휘했다고 하여 통칭 '맥거번 보고'라고 불립니다.

"우리는 바보천치였다, 아무것도 알지 못했다!"

같은 위원회의 구성원인 에드워드 케네디 상원의원이 한탄한 말입니다. 5천여 쪽에 달하는 이 보고서는 당시 '인류 역사상 최대의 식사와 건강 조사'라고 절찬받았습니다. 미국이 국가 차원에서 실시한 전대미문의 연구 보고였습니다. 그런데 예상과 달리 이 보고서는 반성과 회한의 말들로 채워져 있습니다.

"선진제국의 식사는 완전히 부자연스럽고 왜곡되었다. 그 점을 누구 하나 깨닫지 못했다. 우리는 즉시 식사법을 바로잡아야 한다."

맥거번 보고의 내용은 서양인의 식생활과 영양학을 완전히 뒤집어엎는 내용으로 가득했습니다. 그들이 풍요롭다고 믿고 자랑스러워하며 실천해온 서구식 식사가 근본부터 잘못되었다는 것입니다.

'5고식'이 아닌 '5저식'을 권한다

맥거번 보고는 또한 "미국인에게 많은 심장병, 암, 당뇨병, 고혈압, 뇌졸중, 비만, 정신병도 잘못된 식사가 원인이다."라고 밝혔습니다. 서양인이 옳다고 믿어온 식사법을 한마디로 표현하자면 '5고高식'입니다. 고칼로리, 고단백, 고지방, 고설탕, 고정

백 식사이지요. 이 식사법에는 '좋은 성분은 아무리 많이 먹어도 지나치지 않다'는 근대 영양학의 시조, 포이트 영양학이 깔려 있습니다. 그러나 5천여 쪽의 맥거번 보고서는 포이트 영양학에 대한 맹신을 180도 뒤집었습니다.

오히려 '5저低식'을 해야 미국인의 병을 개선하고 건강하게 장수할 수 있다고 설파했습니다. 즉 저칼로리, 저단백, 저지방, 저설탕, 저정백 식사입니다.

식사량을 절반으로 줄이면 병에서 해방된다

"미국 국민은 20세기 초의 식생활로 돌아가라!"

미국 국민 영양 및 의료문제 특별위원회는 제안했습니다. 그것이 바로 건강과 장수에 좋은 5저식이었습니다. 이렇게 식생활 개선으로 미국인의 건강은 극적으로 개선되었습니다. 위원회는 "미국인이 먹는 양을 절반으로 줄이면 미국의 골칫거리인 비만, 암, 심장병, 당뇨병에서 해방될 것이다."라고 제안했습니다. 장수유전자 등의 발견으로 현재 주창되는 열량 제한 식생활과 완전히 부합되는 견해이지요. 위원회는 그 식생활로 인해 바뀔 구체적인 수치도 들었습니다.

암 : 발병률과 사망률 모두 20퍼센트 감소한다.

심장병 : 발병율과 사망률 모두 25퍼센트 감소한다.

당뇨병 : 약 50퍼센트 감소한다.(또는 약 50퍼센트 증상 개선)

비만량 : 약 80퍼센트 감소한다.

그리하여 의료비도 3분의 1로 절감될 것이라고 말합니다.

이상적인 식사는 전통식

"미국의 의과대학에서 영양학을 필수 과목을 지정한 대학은 4퍼센트뿐이다. 미국 전국 병원 중 25퍼센트에서 50퍼센트가 입원 환자에게 영양학적으로 잘못된 음식을 제공하고 있다."

"의사는 진짜 영양학을 모르고 있으며 그들이 알고 있는 근대 영양학은 근본부터 틀렸다."

왜 미국을 비롯한 '문명국'은 이렇게 비참한 결과에 이르렀을까요? 맥거번 보고를 번역하고 일본에 소개한 평론가 이마무라 고이치는 어이가 없어 합니다. 위원회도 강한 어조로 이런 결론을 내립니다.

"선진제국의 의사도 영양학자도 모두 정말 단순한 점을 깨닫지 못했다."

"의사를 재교육해야 한다!"

5천여 쪽에 달하는 맥거번 보고의 결론은 의외였습니다.

"세계에서 가장 이상적인 식사법이 존재한다. 그것은 일본 전통식이다."

맥거번 보고를 압살한 미국 경제계

그러나 '맥거번 보고서'라는 것은 처음 듣는다는 분도 많을 것입니다. 일본의 언론매체가 전대미문의 이 영양조사 보고서를 완전히 묵살했기 때문이지요. 그것은 일본 식품업계에 불리한 진실로 가득했습니다. 대형 식품업계는 언론매체의 중요한 후원자이며 후원자는 곧 신입니다. 따라서 신의 비위를 거스르는 정보는 묵살하고 은폐하는 것이 정보 비즈니스의 기본 방침입니다. 비단 일본뿐 아니라 다른 나라도 마찬가지입니다.

미국 국내에서 맥거번 보고가 열광적인 지지를 받았는가 하면 그렇지 않았습니다. 사회의 반응은 정반대였지요. 일본과 같이 언론은 이를 거의 묵살했습니다. 또한 식품업계와 농업단체, 의료업계는 맥거번 보고에 맹렬히 반발했습니다. 먹는 양을 절반으로 줄이면 매출도 반토막나기 때문입니다. 병든 사람이 급감하면 의료계의 이권도 급감합니다.

미국 경제계는 한목소리로 맥거번 보고의 내용을 반박하며 미국 전역에 "맥거번을 떨어뜨려라!"라는 캠페인을 열었습니다. 그리하여 민주당의 대통령 후보이기도 했던 맥거번 상원의원은 정치 생명을 잃었습니다. 그 '죄상'은 '미국 국민의 건강을 진심으로 걱정하고 개선을 촉구했다'는 것이 아니었을까요. 그래서 미국인 대부분은 지금도 맥거번 보고의 존재 자체를 모릅니다. 인간은 참으로 어리석고 슬픈 존재입니다.

동물성 단백질이야말로
최악의 발암 물질이다

충격적인 영양조사 리포트 '차이나 연구'

　맥거번 보고서에 이어 충격적 영양조사 리포트가 공개되었습니다. 바로 '차이나 연구'the China Study입니다. 1983년, 미국과 중국, 영국이 공동으로 실시한 국제적 건강조사 보고이지요. '차이나 프로젝트'라고 명명된 그 연구에는 미국의 코넬대학을 비롯해 영국의 옥스퍼드대학, 중국의 중국위생부·중국의료과학연구원 등 많은 연구기관이 참여했습니다. '맥거번 보고서' 이후 처음으로 시행된 대규모 영양과 건강 조사로 약 10년간 지속되었습니다.

　〈뉴욕 타임스〉가 격찬한 이 연구에서도 영양과 질병의 상관관계에 관한 충격적인 사실이 잇달아 밝혀졌습니다. 예를 들어 미국 남성의 심장마비 사망률은 중국 남성의 17배에 달했습니다. 경악할 만한 차이이지요.

맥거번 보고서가 지적한 '문명국'의 잘못된 식사가 원흉이었습니다. 가장 큰 원인은 육식입니다. 또 설탕과 지방이 잔뜩 든 식사도 심장발작을 유발했습니다. 또한 미국 여성의 유방암 사망률은 중국 여성의 5배였습니다. 이 또한 말할 것도 없이 '5고식'이 원인입니다. 후진국이라고 얕보았던 중국의 전통식이 훨씬 건강하다는 사실이 증명된 것입니다.

동물성 단백질 20퍼센트로 암이 11배 증가

이 연구를 진두지휘한 코넬대학의 영양학자 콜린 캠벨 교수는 '동물성 단백질이 사상 최악의 발암 물질'이라는 사실을 밝혀냈습니다. 박사 자신이 처음에는 도저히 믿을 수 없었다고 술회할 정도로 충격적인 결과였습니다.

쥐를 이용한 동물 실험에서 총 섭취 열량 중 단백질 비율을 10퍼센트에서 20퍼센트로 늘렸을 뿐인데 암이 11배로 급증했습니다. 또 강력한 발암 물질로 알려진 아플라톡신[땅콩 등의 농작물에 생기는 누룩곰팡이의 1종이 산출하는 발암 물질]을 투여한 쥐에게 총 섭취 열량 중 단백질 비율을 5퍼센트로 제한한 먹이를 먹였더니 암 병변은 그대로였습니다. 그러나 단백질 비율을 29퍼센트로 올리자 암은 무려 20배로 증대했습니다. 여기에 이용된 동물성 단백질은 우유 카제인이었습니다. 캠벨 교수는 꾸준히 단백질의 위험성을 밝혔습니다.

"20퍼센트의 단백질을 섭취한 쥐들은 실험이 종료될 때 이미 간암으로 죽었거나 죽어가고 있었다."

"5퍼센트 단백질을 섭취한 쥐는 모두 털에 윤기가 흐르고 활발하게 움직였다."

"100 대 0이라는 수치다. 이런 연구에서는 절대로 나올 수 없는 수치다."

식물성 단백질인 보리 글루텐을 섭취하게 하여 비교 실험을 했더니 발암률이 8분의 1 수준으로 감소했습니다. 즉 동물성 단백질의 발암성은 식물성 단백질의 8배라는 말입니다. 그리고 동물성 단백질의 비율을 6퍼센트, 14퍼센트로 올릴수록 발암률도 비례하여 급증했습니다. 캠벨 박사는 이 결과에 당혹해하며 몇 번이나 같은 실험을 했지만 결과는 변하지 않았습니다.

"고기, 달걀, 우유 등의 동물성 단백은 사상 최악의 발암 물질이었다."

이것이 캠벨 박사가 내린 결론입니다.

저단백질식은 암세포를 4배 감소시킨다

또한 그들은 고단백질 음식을 저단백질로 바꾸기만 해도 암이 억제된다는 사실을 발견했습니다. 캠벨 박사는 "저단백질을 먹은 쥐의 종양이 35~40퍼센트나 감소했다."라는 사실을 밝혔습니다. 저단백식은 '암 치료에 35~40퍼센트'의 효과가 있다는 뜻입니다. 또 반단식 등이 암 치료에 효과적이라는 뜻이기도 합니다. 이와 반대로 저단백식에서 고단백식으로 바꾼 쥐는 다시 종양이 커지기 시작했다고 합니다. 이 점에서 캠벨 박사는 이렇게 결론을 내렸습니다. "영양섭취 방식을 조절하면 암의 진행을 '지속'시키거나 '중단'시킬 수 있다."

다시 말해 저단백식을 하면 암의 진행을 중단시킬 수 있다는 말입니다. 각종 단식요법은 저단백식을 원칙으로 합니다. 특히 동물성 단백은 금물이지요. 이것이 캠벨 박사의 실험으로 입증되었습니다. 그는 필요한 단백질의 양을 충족했는데도 계속 먹으면 그때부터 병이 생긴다고 말합니다. 이것은 영양을 아무리 많이 섭취해도 괜찮다고 폭언을 한 포이트 영양학에 대한 통렬한 비판입니다.

동물성 단백 음식인 우유 신화의 붕괴

캠벨 박사는 "우유 카제인이 투여된 쥐는 간암이 급속도로 진행된다."라며 우유의 위험성도 알립니다. 일리노이대학의료센터에서도 "우유를 마시는 여성일수록 유방암에 걸리기 쉽다."라고 말합니다. 우유가 강렬한 발암 물질이라는 사실에 충격을 받았을 것입니다. 이것은 동물 단백질에 대한 신봉, 즉 우유 신화의 붕괴입니다.

차이나 연구에서도 미국인의 총 섭취 칼로리 중 15~16퍼센트는 단백질이고 그중 80퍼센트가 동물성 단백질인 반면, 중국인은 9~10퍼센트가 단백질이고 동물성 단백질은 10분의 1에 지나지 않는다는 사실을 밝혔습니다. 일본에서도 고기, 우유, 달걀 등 동물성 단백질에 대한 신앙에 가까운 믿음이 전해집니다. 19세기 후반 이래 포이트의 가짜 영양학으로 '세뇌'당해왔기 때문입니다. 여기까지 읽어도 믿을 수 없어서 혼란스러워하는 사람도 있을 것입니다. 그만큼 통제된 의식을 바꾸기란 힘든 법이지요. 이 실험 결과에 먼저 가장 당황한 것은 캠벨 박사 자신이었습니다. 자신이 배우고 대학에서 가르쳐왔던 영양학과는 정반대의 결론이었기 때문입니다.

영양과 건강의 2대 교과서

캠벨 박사는 이 충격적인 학문적 발견을 책으로 펴내기로 결의했습니다. 그러나 프로젝트에 참여한 동료 학자들은 사회적 여파를 두려워한 나머지 모두 협조를 거부했습니다. 의학을 공부하는 그의 아들만이 공동 집필자로 이름을 올렸습니다. 진실을 발표하는 것은 설령 학자라 해도 얼마나 큰 용기가 필요한지 알 수 있습니다. 그의 저서《무엇을 먹을 것인가》는 미국 사회에 엄청난 반향을 일으켰습니다. 특히 클린턴 전 대통령이 절찬한 이후 약 100만 부가 팔린 밀리언셀러가 되었습니다.

무엇을 먹지 말아야 하는가? 무엇을 먹으면 좋은가? 넘쳐나는 정보에 골치가 아플 것입니다.

먼저 '맥거번 보고서'와 '차이나 연구'를 교과서로 삼아야 합니다. 지금까지 이 연구를 뒤집어엎는 반론은 전혀 나오지 않았습니다.

그래서 일본의 신문과 TV 등의 언론매체, 또 의학계와 영양학계는 하나같이 이 보고서들을 묵살하는 것입니다. 지금도 TV는 '맛있는 삼겹살집'이라느니 '맛있는 디저트 가게'라느니 '세뇌' 방송을 내보냅니다. 그 배후에는 식품의 매출 증대와 병자를 대량 생산하려는 거대한 식량 마피아와 의료 마피아가 도사리고 있다는 사실을 깨달아야 합니다.

먹을수록
건강과 멀어진다

어릴 때부터 식사 제한을 해야 오래 산다

　단식을 하면 왜 만병이 나을까요? 열량 제한으로 왜 단세포 생물에서 포유류에 이르는 모든 생물의 수명이 늘어날까요? 그 수수께끼를 푸는 것이 노화 단백질과 장수유전자입니다.

　도호대학 고토 사타로 명예교수는 그의 넷칼럼 '건강장수'에서 "노화 억제 연구를 위해 실시한 식사 제한 동물 실험은 대부분 이유기 또는 청년기부터 평생에 걸쳐 실시된다."라고 말합니다. 어릴 적부터 식사 제한을 하는 편이 수명을 늘리는 효과가 높다는 말입니다. 또한 중(中)연령기 이후부터 식사 제한을 해도 수명 연장과 항노화작용이 나타났다는 보고가 있다는 사실을 알리며 어렸을 때부터 식사 제한을 하는 것이 왜 중요한지 설명합니다.

어릴 때부터 식사 제한을 해야 더 오래 산다는 것입니다. 사실이라면 지금까지의 영양학과 의학적 상식은 근본부터 뒤집혀 버립니다.

근대 영양학의 말로, '돼지의 제국'

"어린이는 잘 먹여야 한다."

이것이 현대 영양학의 기초입니다. 그러나 그 기본은 가짜 포이트 영양학입니다. 영양을 많이 섭취할수록 건강해진다는 그야말로 무지막지한 이론이었습니다. 현대인은 그 '신탁'에 따라 최대한 많은 영양을 섭취해왔습니다. 미국인 등 현대인은 이 '포이트교'의 열성 신자라 할 수 있습니다. 그들은 교리에 따라 최대한 많이 먹어서 꼼짝하지 못할 정도로 비만한 몸이 되고 있습니다. 지금 미국은 '돼지의 제국'이라고 야유받는 상황입니다.

'근대 영양학의 아버지'의 가르침을 충실히 실행하여 그들은 과연 건강해졌을까요? 지금 미국인의 건강 상태는 선진 17개국 중 거의 꼴찌인 반면 의료비는 일등입니다. 미국 남성의 심장마비로 인한 사망률은 중국 남성의 17배이며, 미국 여성의 유방암 사망률은 중국 여성의 5배입니다. 21세기에 태어난 미국 아이들은 3명 중 1명이 분명 당뇨병에 걸릴 것으로 예측됩니다. 흑인과 히스패닉계 등의 어린이는 2명 중 1명꼴이지요. 이것이 '먹고 싶은 만큼 먹으라'고 명한 포이트 영양학의 말로입니다.

먹어서 커질수록 불건강해진다

"어린이는 약간 굶기며 키워라, 추위에 내놓고 키워라."

일본 에도시대의 학자 가이바라 에키켄의 《양생훈》에 나오는 대목입니다. 다소 배가 고프고 춥게 키우는 것이 건강한 몸과 장수 체질을 만든다는 뜻입니다. 현대 사회에서 누군가 이렇게 말한다면 아동학대로 고소당할지도 모릅니다.

현대 영양학과 비교해 어느 쪽이 진리를 말하는지는 얼핏 봐도 분명합니다. 또 예부터 '몸집이 큰 남자와 여자는 오래 살지 못한다.'라는 말도 전해집니다. 젊을 때 지나치게 많은 영양을 섭취하면 단명한다는 경계의 말입니다. 열량 제한에 의한 장수에 관한 실험 중 상당수의 결론을 보면 옛 선조의 통찰력에 놀라게 됩니다. '먹을수록 커질수록 건강하다.'라는 근대 영양학의 허상은 이미 무너지고 있습니다. 먹을수록 병에 걸리고, 커질수록 불건강해집니다.

노년의 소식으로
젊어진다

소식으로 노인성 반점이 3분의 1로

그러면 노화란 구체적으로 어떤 현상을 말할까요? 고토 사타로 교수는 "나이가 들면 몸속에 특수 단백질이 증가한다."라고 말합니다. 이것은 산화로 인해 변성된 '비정상적 단백질'이며 노화 단백질입니다. 예를 들어 고령자가 되면 체표면에 색소 침착이 나타납니다. 그런데 열량 제한을 한 쥐는 노인성 반점이 3분의 1로 줄었다는 보고가 있습니다. 즉 '열량 제한'이 노화 단백질을 감소시켜 피부를 젊어지게 한 것입니다. 종종 노화는 막을 수 없다고들 하지만 열량 제한은 '노화를 중지할' 뿐 아니라 '젊음을 되찾게' 합니다.

반대로 쥐에게 지방이 듬뿍 함유된 먹이를 주었더니 노인성 반점이 2배로 늘어났습니다. 지방식이 노화를 2배로 촉진했음을 알 수 있습니다. 레너드 귀렌테 교수는 지방세포가 특수한 유해 호르몬을 생성해 온몸에 나쁜 영향을 미친다며 지방의 위험성을 주장합니다. 이것은 현대인의 식생활에 대한 경고이기도 합니다. 즉 튀김이나 기름진 식사를 좋아하는 사람은 그만큼 쉽게 노화합니다.

노화 단백질이 감소하면 젊어진다

이렇게 젊었을 때는 없었던 이상 단백질이 증가해 체내에 쌓이면 노화 체질로 바뀝니다. 노화 단백질이 축적되면 알츠하이머병이나 백내장 등 다양한 노화 질환을 일으킵니다. 즉 노화 단백질이 노화를 점점 가속화하는 것입니다. 바꾸어 말하면 노화 단백질의 생성을 억제해 체내에 축적되지 않도록 하면 노화도 방지할 수 있습니다.

그런데 노화 단백질은 어떻게 늘어날까요? 노령기의 동물 조직에는 구조가 부분적으로 변성한 '효소'가 존재합니다. 그 '효소'를 구성한 단백질은 약간 열을 가하면 기능이 망가집니다. 이것도 노화 단백질의 일종입니다. 이러한 '효소'를 '열 불안정 효소'라고 합니다. 그러므로 열 불안정 효소의 양이 어떻게 변화하는지 조사하면 노화의 정도를 측정할 수 있습니다.

음식 제한으로 노화 단백질을 해독하다

고토 사타로 교수는 이 열 불안정 효소(노화 단백질)가 먹이 제한을 했을 때 어떻게 변화하는지를 알아내기 위해 쥐 실험을 실시했습니다. 그 결과 뇌 조직의 열 불안정 효소가 먹이 제한을 시작한 지 2개월 뒤 거의 젊은 쥐와 비슷한 수준까지 감소했습니다. 간의 경우 더욱 현저하게 감소했는데, 먹이 제한을 시작한 지 한 달 만에 젊은 쥐의 수준으로 돌아갔습니다.

열량 제한을 한 지 한두 달 만에 노화 단백질이 젊은 쥐와 비슷한 수준으로 감소했다는 것은 '쥐가 젊음을 되찾았다'는 의미입니다.

"이것은 먹이 제한으로 이상 단백질(노화 단백질)의 분해와 제거가 촉진되어 단백질이 젊어졌음을 시사한다."

"음식 제한을 하면 신체 나이가 젊게 재설정될 가능성이 있다."(고토 사타로 교수)

알기 쉽게 말하자면 공복이나 기아 상태에 처하면 생체는 몸속의 비정상적인 노화 단백질을 분해 및 제거하여 배출한다는 것입니다. 즉 '해독 작용'을 하는 것이지요. 단식의 2대 작용이 치유력과 해독력임을 떠올려봅시다. 해독 효과는 노화 단백질 정도로도 입증된 셈입니다.

소식을 실천하면 젊어지는 현상

그렇다면 일단 나이를 먹은 뒤에 젊음을 되찾는 것은 불가능할까요? 그렇지 않습니다. 노화 단백질의 일종으로 '산화수식 단백질'이 있는데 이 단백질도 나이를 먹어감에 따라 증가합니다. 즉 노화의 지표가 됩니다.

연구진은 늙은 쥐에게 소식을 시켜 관찰했습니다. 그러자 노화 단백질의 비율이 젊은 쥐와 비슷한 수준까지 감소했습니다. 즉 나이를 먹은 뒤에도 60퍼센트만 먹거나 단식을 하는 등 열량 제한을 실행하면 다시 젊어질 수 있다는 말입니다.

식사 제한으로 비정상적 노화 단백질이 분해, 배출되는 메커니즘은 다음과 같습니다.

건강한 성인의 경우 단백질 합성과 분해의 균형이 잘 잡혀 있습니다. 이 균형을 '동적평형'動的平衡이라고 합니다.

소식이나 단식을 하면 왜 노화의 원인인 이상 단백질이 분해되고 제거될까요? 외부에서 섭취하는 식사량이 줄어들수록 간에서 많은 양의 단백질을 분해하기 때문입니다. 즉 입력보다 출력이 많아져서 유해한 단백질이 제거됩니다. 소식이나 단식으로 단백질 입력이 중단되면 단백질의 균형을 잡기 위해 노화 단백질의 분해와 제거로 젊어지는 현상이 나타난다는 뜻입니다.

젊음과 노화의
수수께끼가 풀렸다

다른 유전자를 '상처' 입지 않도록 지킨다

장수유전자의 발견보다 항노화학 분야에서 획기적인 발견이 또 있을까요? 노화를 억제하는 유전자가 있다고 알려져 있기는 했습니다. 그 존재를 확실하게 발견하여 입증한 것은 MIT의 레너드 귀렌테 교수였습니다.

그는 발견한 장수유전자에 '써투인1' Sirtuin1이라는 이름을 붙였습니다. 《불로 탐구》라는 저서를 펴냈고 첫 발견 논문은 미국 과학지 〈셀〉의 온라인 판에 게재되어 큰 반향을 불러일으켰습니다. 이 써투인 유전자를 활성화하자 선충의 수명이 2배로 늘어났습니다.(동 논문)

그 뒤 장수유전자의 메커니즘도 점차 규명되고 있습니다.

장수유전자가 활성화되면 왜 노화를 막을 수 있을까요? 장수유전자는 다른 유전자를 '상처로부터 지켜주는' 활동을 하기 때문입니다. 쉽게 말해 노화는 '유전자의 상처' 때문에 육체가 변화하는 것입니다.

우리 생명의 근원인 유전자는 우리가 일상생활을 하는 동안 항상 활성산소나 자외선 등에 노출되어 상처를 입습니다. 그유전자의 상처가 세포분열과 함께 각 세포에 전해집니다. 이렇게 육체가 쇠퇴합니다. 300항목이나 있다는 노화 마커의 지표도 '젊음'에서 '노인'으로 바뀌어갑니다. 이것은 모든 생명체의숙명이지요. 그러나 피할 수는 없어도 늦출 수는 있습니다.

과식하면 유전자 보호층이 생성되지 않는다

몸에도 노화를 방지하는 메커니즘이 갖추어져 있습니다. 바로 장수유전자입니다. 장수유전자는 다른 유전자를 활성산소와자외선으로부터 보호하고 상처 입지 않도록 지켜줍니다. 장수유전자는 항상 다른 유전자를 상처로부터 지키는 효소를 분비합니다. 열량 제한을 하면 그 효소가 활동을 돕는 보조물질과 합쳐져 유전자를 보호하기 시작합니다. 그러면 모든 유전자의 '연결이 강화'되어 노화의 원인인 활성산소나 자외선을 막아 '상처'

입지 않도록 지킵니다. 이것이 장수유전자가 노화를 방지하는 메커니즘이지요. 즉 열량 제한으로 장수유전자가 활성화됩니다.

그런데 과식으로 열량을 과다하게 섭취하면 효소를 도와줄 보조물질이 너무 커진 나머지 합쳐지지 않습니다. 따라서 효소는 유전자를 보호하지 못합니다. 그러면 유전자는 활성산소나 자외선의 공격에 노출되어 심하게 상처를 입고 노화가 빨리 진행되는 것입니다.

장수유전자는 써투인만이 아닙니다. 지금까지 약 50여 종의 장수유전자가 확인되었습니다. 앞으로도 장수와 관련된 유전자가 더 발견될 것입니다. 미국 캘리포니아대학의 스티븐 스핀들러 교수는 쥐 실험을 통해 '소식'으로 유전자가 19개나 젊어졌음을 발견했습니다. 이것은 염증, 스트레스, 대사 이상, 유전자 이상, 발암 등에 의한 노화를 방지한다는 것을 입증합니다. 고다 미쓰오 의사는 《소식을 실행하면 세상을 구할 수 있다》에서 그것을 뒷받침합니다.

"고다 의원에서는 소식요법을 실행한 환자 중에는 백발이 눈에 띄게 검어졌거나 폐경을 한 여성이 다시 월경을 하게 된 경우가 적지 않다." "환자들의 피부색도 윤기가 나고 여성 호르몬이 원활하게 분비된다는 것을 알 수 있다."

이렇게 '젊어진' 유전자도 장수유전자의 일종이라고 생각됩니다.

실베스타 스탤론은 왜 젊을까? 근육에서 나오는 젊음 호르몬

근육을 단련하면 젊음을 유지할 수 있습니다. 이를 몸소 실천하는 것이 실베스타 스탤론입니다. 20대에 영화사에 길이 남을 〈록키〉로 이름을 날리고 지금도 할리우드에서 현역으로 활동합니다. 우람한 상완근을 뽐내며 등장해 격렬한 액션 장면을 박력 있게 소화하는 그의 실제 나이를 말하면 깜짝 놀랄 것입니다. 무려 70대 중반이지요. 몸을 보면 도저히 그렇게 보이지 않습니다. 머리도 검고 윤기가 나며 동작도 힘찹니다. 한마디로 젊음이 넘치지요.

내가 경탄하는 또 한 명의 할리우드 스타는 아놀드 슈왈츠제네거입니다. 그 역시 온몸이 근육 덩어리인 터프가이로 70대라고는 생각할 수 없는 훌륭한 체격을 갖고 있습니다.

이 2대 근육질 스타를 예로 든 이유는 두 사람 다 나이보다 훨씬 젊고 에너지에 넘친다는 것 때문입니다. 그야 할리우드 배우니까 특별한 것이라고 코웃음 치지 말길 바랍니다. 그들에게 특별함이 있는 것은 사실이니까요.

젊음의 호르몬 마이오카인

그들은 왜 동년배보다 훨씬 젊어 보일까요? 그 수수께끼를 푸는 열쇠가 '근육'입니다. 마이오카인myokine이라는 말을 들은 적이 있나요? 이것은 근육에서 분비되는 '젊어지는 호르몬'입니다. 마이오카인이 처음 발견된 것은 불과 몇 년 전입니다. 대부분의 사람은 이름도 모르지요. 원래 근육은 단순한 에너지를 소비하는 조직으로 인식되어왔습니다. 그러나 이 몇 년간의 상세한 연구로 근육을 사용하면 거기서 다양한 활성 물질이 분비된다는 것이 밝혀졌습니다. 연구자들은 이것을 '근육 호르몬'이라고 부릅니다. 근육은 활성 호르몬을 분비하는 기관인 것입니다. 지금까지 근육 호르몬은 약 100종 가까이 확인되었습니다.

근육은 크게 백근과 적근으로 나뉩니다. 마이오카인은 백근의 경우 격렬한 근육 운동을 하면 분비됩니다. 적근에서는 평소에 하는 가벼운 동작으로도 분비됩니다. 즉 근육을 사용할 때마다 '젊어지는 호르몬'이 방출되는 것입니다.

'장사 밑천'인 근육을 방치할 수는 없습니다. 그 훈련 과정에서 먼저 젊어지는 호르몬이 분비됩니다. 또 충분히 발달한 근육은 일상생활에서 사용할 때도 항상 호르몬이 나오고 있습니다. 즉 발달한 근육이야말로 젊어지는 호르몬의 저장고인 것입니다. 마이오카인의 효과를 살펴봅시다. 훌륭하다는 말이 절로 나올 것입니다.

① **다이어트** : 지방조직에 작용해 지방을 분해하고 군살 없는 체형이 된다.

② **대사 개선** : 간에 작용해 당 대사를 촉진한다.

③ **동맥경화 예방** : 혈관벽에 작용해 혈관벽을 정화하여 동맥경화를 예방한다.

④ **치매** : 뇌에 작용해 치매를 예방한다.

⑤ **노화 방지** : 젊어지는 호르몬이라는 이름처럼 노화를 늦춘다.

⑥ **혈압 안정** : 고혈압을 방지하고 혈압을 정상 상태로 유지한다.

⑦ **당뇨병 예방** : 혈당치를 정상으로 유지하여 당뇨병을 예방한다.

⑧ **장수유전자** : 근육을 단련하면 장수유전자가 활성화된다.

그 밖에도 다양한 효능이 확인되었습니다. 이런 효능을 한마디로 정리하면 노화 방지와 젊음을 되찾는 것입니다. 그리고 마이오카인의 분비량은 근육량과 운동량에 비례하는 것도 밝혀졌습니다. 근육량과 운동량을 늘리면 젊음을 유지할 수 있습니다. '근육을 몸에 많이 붙일수록' 젊음을 유지할 수 있다는 뜻입니다. 그 근육을 '많이 움직일수록' 젊음 호르몬이 온몸으로 퍼져갑니다.

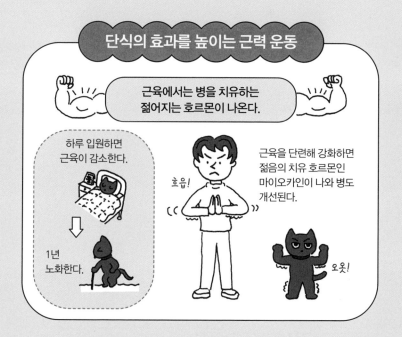

단식의 효과를 높이는 근력 운동

근육에서는 병을 치유하는 젊어지는 호르몬이 나온다.

하루 입원하면 근육이 감소한다.

1년 노화한다.

흐읍!

근육을 단련해 강화하면 젊음의 치유 호르몬인 마이오카인이 나와 병도 개선된다.

오옷!

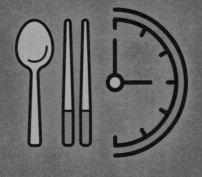

5장

단식으로
난임을
해결한다

부부가 함께 단식하면
아이가 생긴다

고가의 난임 치료보다 단식요법을

"불식不食을 시작한 사람이 다시 발기가 된다고 기뻐하며 이것이 '불식 덕분'이라고 말했다. 불식은 생명 에너지, 즉 성 에너지를 강화한다."

야마다 다카오 선생은 불식이 정력에 끼치는 긍정적인 영향을 주장합니다. 전문의나 단식 지도자는 입을 맞춘 듯 이렇게 단언합니다.

"난임과 발기부전은 단식을 하면 단번에 낫는다! 포식이 난임의 원인이다. 과식하면 생리 기능이 오히려 약해진다."

전 아타미단식도장 대표인 히라카와 가오루 선생은 "과식은 온갖 생리 기능을 약화시킨다.""특히 아이를 만드는 생식 능력이 가장 먼저 약화된다."라고 합니다.

젊은이에게 정자가 적게 생성되는 등 난임 증세가 급증하고 있습니다. 그러나 부부가 함께 단식도장에 입소하자 얼마 안가 아이가 생겼다는 이야기도 종종 듣습니다. 단식도장에는 감격에 찬 감사의 편지가 수없이 들어온다고 합니다.

히라카와 선생도 "부부가 함께 단식을 하면 금방 아이가 생긴다. 앞으로는 난임증 개선을 위해 지도하고 싶다. 수천만 원이 드는 난임 치료를 받을 정도라면 부디 단식을 해보기 바란다. 신기하게도 아이가 생길 것이다."라며 난임 치료에 단식이 중요한 역할을 한다는 사실을 알리고 있습니다.

단식으로 난임과 발기부전을 치유할 수 있습니다. 이렇게 말하면 대부분의 사람이 깜짝 놀랄 것입니다. 음식을 많이 먹지 않는 사람일수록 아이가 잘 생깁니다. '먹지 않는 사람'일수록 정력이 강하고 발기부전과 멀어집니다. 왜 그럴까요?

'가난한 집에 자식이 많은' 이유가 밝혀졌다

'가난한 집에 자식이 많다'는 일본 속담이 있습니다. 왜 가난한데 아이가 계속 태어날까요? 가난한 사람은 제대로 된 식사를 하지 못하는데 왜 그렇게 아이가 많이 태어날까 묻는다면 바로 제대로 된 식사를 하지 못하기 때문입니다.

이것은 농사도 마찬가지다. 비료를 지나치게 많이 주면 작물이 커지기만 하고 열매를 제대로 맺지 못합니다. 농사일을 하는 사람이라면 누구나 경험적으로 아는 사실입니다. 비료를 듬뿍 주면 줄기와 잎은 확 커지지만 제일 중요한 열매가 잘 맺히지 않습니다. 반대로 비료나 물을 아끼면 열매가 많이 달립니다. 그것은 작물이 위기감을 느끼고 종자種子를 남기려 하기 때문입니다. 작물에 단식을 시킨 것과 같습니다.

단식은 생명체에 일종의 위험입니다. 그 위기감이 생리적인 생존 능력의 스위치를 켭니다. 인간이라면 면역력, 해독력 등의 생명력이 상승합니다. 또한 장수유전자가 켜져 2배 가까이 수명이 늘어납니다. 같은 일이 생식 능력에도 나타납니다.

공복감 등의 생리 스트레스는 신체에 알람(경고)으로 감지되고 생존 본능과 함께 자손을 남기려는 보존 본능이 작동해 스위치가 켜집니다. 반대로 영양과다 상태에서는 여간해서 종자가 생기지 않습니다. 그것은 식물도 동물도 마찬가지입니다.

임신부의 단식으로 강하고 영리한 아이가 태어난다

그러므로 검소한 식단, 소식, 단식이 아이를 만드는 비결입니다. 여기서도 의학, 영양학의 '상식'은 180도 뒤집힙니다. 또한 히라카와 선생은 임신 중의 단식을 추천합니다. 산부인과에서는 임신하면 "충분히 음식을 먹어서 영양을 섭취하라."라고 조언하지만 이 또한 진실과 정반대였습니다.

"임신 중에 단식을 하면 굉장히 좋다. 임신부에게 임신 4개월 사이에 한 번, 단식을 하게 한다. 그러면 튼튼한 아이가 태어난다. 단식을 한 뒤의 아기는 대단히 건강하고 영리하다. 뱃속에서 이미 아기는 생존이 시작되었으니 말이다."

히라카와 선생은 임신 중의 단식은 모체의 '독소'를 정화하기 위해서라고 합니다.

"단식을 하면 몸속에서 화학물질의 원소 전환이 일어난다. 평소에는 외부로 내보내야 하는 나쁜 원소도 파동 전환된다. 루이스 켈브란 생체 내 원소 전환이다. 유독한 물질도 좋은 원소로 바뀌는 것이다."

생체 내 원소 전환 이론은 프랑스의 생리학자 켈브란이 발견한 현상입니다. 예를 들어 닭에게 푸른 채소를 먹이고 알을 낳으면, 푸른 채소에 함유된 칼슘이 1일 때 달걀 껍데기에는 칼슘이 10배 함유되어 있습니다. 이렇게 증가한 칼슘 양은 푸른 채소의 성분인 칼륨이 닭의 체내에서 칼슘으로 원소 전환한 것으로 보입니다. 현대 과학도 이 생체 내 원소 전환을 이제야 인정하고 있습니다.

닭을 단식시키면 연달아 달걀을 낳는다

현대인은 필요 이상으로 먹습니다. 그래서 필요한 번식 능력이 발휘되지 못하는 것입니다. 그러므로 먹지 않을 궁리가 아이를 만들 궁리와 일치합니다. 노화 방지와 같지요. 어이가 없을 정도로 단순한 이 진리를 깨달아야 합니다.

단식이 번식 능력을 폭발시킵니다. 그것을 아는 것이 양계 농가입니다. 양계업계에서는 달걀을 많이 낳게 하는 비결이 있는데, 암탉에게 주는 모이를 일정 기간 끊는 것입니다. 말 그대로 닭에게 '단식'을 시키는 것이지요. 몇 퍼센트가 굶어 쓰러질 정도로 모이를 끊다가 때를 보아 모이를 주면 연달아 달걀을 낳는다고 합니다. 영양 공급을 중단함으로써 닭의 생식 능력과 번식 능력을 촉진시킨 것입니다. 이와 같은 현상은 사람에게도 일어납니다.

"과식이 난임과 성 기능 저하의 원인이다."

산부인과 의사는 이 진실을 엄중히 받아들여야 합니다. 물론 쉽게 받아들이긴 힘들 것입니다. 그들은 대학의 의학 교육에서 전혀 배우지 못했기 때문입니다. 그나마 습득한 빈곤한 영양학 지식조차 포이트의 가짜 영양학을 주입받았습니다. 그것은 '음식을 먹지 않으면 병이 낫지 않는다'라는 광기에 찬 영양학입니다. 그렇게 통제 받아온 의사와 영양사는 환자에게는 비극입니다.

단식으로
정력을 회복한다

단식은 최상의 절묘한 회춘법이다

"정력이 회복되었다!"

"아이가 생겼다!"

일본 각지의 단식도장에서 많이 들리는 이야기입니다. 단식도장 '이코마정양원'의 전 원장 데라이 다카오 선생은 단식이 성 기능을 회복하는 데 도움이 된다고 단언합니다. 그는 절식과 성생활 사이에 자연계의 깊은 신비가 숨어 있다고 생각합니다.

"단식이 젊어지는 법이기도 한 것은 당연한 이치다. 단식과 성생활의 상관관계에는 단순한 생명력 회복이라는 것 이상의, 자연계의 깊은 신비가 숨어 있다."

"발정기의 수캐는 며칠 동안 먹이는 쳐다보지도 않고 암컷을 쫓아다닌다.”

“발정기와 단식에는 어떤 필연적인 상관관계가 있는 듯하다. 연어는 평소 바다에 머무르지만 교미기가 되면 강을 거슬러 올라가 상류에서 산란한다. 나일강 같은 큰 강에서는 몇 개월 걸려 산란지에 도달해 체중이 30~40퍼센트 감소한 몸으로 알을 낳는다. 물개도 마찬가지다. 교미기의 수컷 물개들은 몇 개월간 아무것도 먹지 않고 싸운다. 그 싸움에서 이긴 물개가 여윈 몸으로 암컷들을 차지한다. 즉 동물의 경우 개체보존 본능인 식욕과 종족보존 본능인 성욕이 동시에 발동하지 않는 듯하다.”(《단식을 권한다》)

상당히 날카로운 통찰력입니다. 동물들은 생식 능력을 발휘하려면 음식을 먹으면 안 된다는 것을 본능적으로 알고 있다는 말입니다. 이것은 다치거나 병이 들었을 때 회복을 위해 아무것도 먹지 않고 쉬는 것과 마찬가지입니다.

동물들은 자연치유력을 발휘하기 위해서라도 ‘먹으면 안 된다’는 것을 본능으로 알고 있습니다. 음식을 먹지 않으면 병이 낫지 않는다고 환자에게 강요하는 현대 의학이 얼마나 잘못되고 얕은 지식을 가졌는지 통감합니다. 또한 단식을 하면 머리가 맑아지고 오감이 발달하며 마음이 안정됩니다. 하나의 주제를 철저히 생각하고 싶을 때나 인생이 걸린 중대한 일을 판단할 때 좋은 힘이 되어줍니다.

비싼 난임 치료보다
단식이 효과적이다

2천만 원을 써도 난임은 해결되지 않는다

"아이가 생기지 않는다면 단식을 하세요."

어느 강연에 가도 힘주어 말합니다. 어느 날 강연을 마쳤을 때 젊은 여성이 주저하며 다가와 난임 치료에 2천만 원 이상을 썼다고 고백했습니다. "단식을 하면 금방 아기가 생겼을 텐데….."라며 안타까운 마음을 전하자 그녀도 안타까운 듯 입술을 깨물고 고개를 끄덕였습니다. 이것이 바로 무지로 인해 생긴 슬픔입니다.

난임은 병원의 난임 치료로만 해결된다는 잘못된 정보가 교육과 언론매체를 통해 전파되어 거의 모든 사람이 세뇌당했습니다. 정보화 사회라고 하지만 그것은 새빨간 거짓말입니다.

마치 가축을 사육하듯이 언론은 가짜 정보를 진실인 양 흘려보내 사람들을 교묘하게 마인드 컨트롤하고 있습니다. 모르는 것은 죄이며 알려고 하지 않는 것은 중죄입니다.

난임의 정의를 다시 내려야 한다

현대 의료의 난임 치료를 살펴봅시다. 현대 의학은 난임을 '아이를 원하지만 2년 이상 정상적인 성생활을 해도 임신하지 않는 경우'라고 정의합니다. WHO 세계보건기구는 난임을 '1년 내에 아이가 생기지 않는 것'이라고 정의합니다. '난임증'이라는 용어는 난임을 병으로 간주하는 것입니다. 그러면 의학적으로는 난임의 원인을 무엇이라고 고찰할까요?

여성 : 배란 장애, 난관 장애, 자궁 장애, 경관 장애 등
남성 : 정자 생성 능력 장애, 정로 통과 장애(정자가 막힌다), 부副성기 장애, 기능부전(성적 불능) 등

이 내용을 보고 깜짝 놀랐습니다. 남녀 모두 생식기의 기능적인 장애만 난임의 원인이라고 보고 있었기 때문입니다. 현대 의학의 치명적 결함은 인체를 기계적으로 보는 것입니다. 이른

바 '인체기계론'입니다. 병은 그 부품Parts의 상태가 좋지 않아서 생긴다는 발상이지요. 그리고 '부품'이 고장 났으니 수리나 교환을 하면 된다는 것입니다. 마치 로봇을 고치는 것 같은, 실로 유치한 감각이자 이론입니다.

그러나 사람은 기계가 아닌 생명체입니다. 사람은 '생명'이라는 사람의 지혜를 초월한 절묘한 시스템에 의해 살아갑니다. 아이가 생기지 않는 것은 그저 정자가 막혔다거나 난관에 이상이 있는 식의 기계적 문제가 아닙니다. 정자와 난자가 적거나 약하다는 현상 뒤에는 '생명력이 약해져 있다'는 큰 문제가 있는 것입니다.

그러나 현대 의학은 여기서도 기계론적으로 생각합니다. 즉 남성 호르몬이나 여성 호르몬을 투여해 정자, 난자를 늘리고 활성화하려 하는 것입니다. 그러나 현역 산부인과 의사는 '호르몬요법이야말로 난임에 효과가 없으며 위험하다'고 비판합니다.

부부 10쌍 중 1쌍이 난임이다

현대 의학이 난임증에 대해 정의한 것과 그 원인을 살펴보고 기가 막혔던 것은 영양학적인 인자를 완전히 무시하고 있다는 점입니다. 열량 제한이나 단식으로 아이가 생기는 것은 많은 의료 현장에서도 확인됩니다. 민간 단식도장 등에서는 이미 오래된 상식이지요. 그런데도 병원에서 난임 치료를 하는 의사들은 이것을 고의적으로 묵살하고 있습니다. 투약과 수술, 나아가 체외수정 등의 기기묘묘한 선진 의료에 전념할 뿐입니다. 식생활이나 영양 문제는 안중에도 없습니다.

이래서는 난임 치료에 수천만 원을 들여도 아이가 생기지 않는 것이 당연합니다. 이 내용을 조사하고 놀랐습니다. 현대 사회에서 난임증인 부부의 비율은 약 10쌍에 1쌍이고 난임으로 진단받아도 아이를 원하는 간절한 마음은 변하지 않습니다. 그러면 부부는 열이면 열, 난임클리닉을 찾습니다. 단식도장을 찾아가는 부부는 전무하다고 해도 좋을 정도이지요. 여기서도 무지가 얼마나 억울한 사태를 초래하는지 알 수 있습니다.

난임 치료가 꼭 성공하지는 않는다

현재 난임 치료에는 보험이 적용되지 않으므로 전액 본인 부담입니다. 병원이 얼마를 청구하건 문제가 되지 않는다는 말이지요. 그러므로 자유 진료입니다. 비용이 얼마나 드는지 조사해봤습니다. 체외수정, 정자회수, 난자동결보존 등 열거된 치료 기술에 아연실색했습니다. 그야말로 인체기계론에 빠진 현대 의학의 희비극을 엿볼 수 있었습니다. 난임클리닉을 취재하다가 일반적인 치료비를 듣고 높은 비용에 깜짝 놀랐습니다.

난임 치료를 열심히 할수록 비용이 많이 듭니다. 안타깝게도 현시점에서 난임 환자는 보험제도의 사각지대에서 냉대받고 있다고밖에 할 수 없습니다.

첨단의료보다 단식이 좋다

더구나 이 치료를 받는다고 해서 임신, 출산할 수 있다는 보장은 없습니다. 그래서 2회째, 3회째, 거듭되면 할인이 된다는 것은 실패한 예가 많다고 스스로 인정하는 것과 같습니다. 한 번만 더, 또 한 번만 더…. '첨단' 의료에 일말의 희망을 품고 지푸라기를 잡는 심정으로 돈을 갖다 바치는 것입니다. 그 모습을 생각하면 허탈해집니다. 그리고 수천만 원을 들여 간신히 임신했다 해도 그것이 난임 치료의 효과인지 자연 임신인지는 알 길이 없습니다. 단식도장의 비용은 난임 치료보다 당연히 훨씬 저렴하고 비만을 비롯해 심장병, 당뇨병 등 다른 병까지 나을 수 있습니다.

인류의 정자는 절반으로 줄었다

환경 호르몬이 정자를 격감시킨다

제2차 세계대전 후 남성의 정자가 격감했습니다. 그것이 세계적 추세이지요. 약 50년간 인류의 정자가 절반으로 줄었으니 우려할 만한 일입니다. 1940년에는 정자 수가 약 1억 2천만 마리(1cc당)였으나 1990년에는 약 6천만 마리로 급격히 줄었습니다. 이것은 덴마크의 스카케벡 박사가 21개국, 약 1만 5천 명의 정자를 조사한 결과입니다.

또한 스카케벡 박사는 고환 종양이 3배로 증가했다고 경고했습니다. 그리고 매년 약 2퍼센트씩 감소하고 있으며 25년 뒤에는 약 3천만 마리로 감소할 가능성이 있다고까지 지적했습니다.

겨우 반세기 만에 인류 전체의 생식 능력이 절반으로 떨어졌다는 것은 우려할 사태입니다. 그 원흉으로 연구자들은 환경 호르몬의 영향을 강하게 의심합니다. 그것은 내분비계 교란물질이라고 불리며 호르몬 작용을 흐트러뜨리는 화학물질입니다. 그것이 자연계의 수컷을 암컷화하는 것입니다.

남학생 97퍼센트가 난임 수준이다!

환경 호르몬의 최악의 효과는 의사疑似 '여성 호르몬' 작용입니다. 초미량으로도 체내에 들어가면 남성을 여성화하는 것입니다. 이것이 전 세계 남성의 정자를 급감시키는 것은 틀림없습니다. 정자 격감은 일본 남성에게 더욱 심각하게 나타납니다. 데이쿄대학 의학부에서 체육계 남학생 34명을 대상으로 정자를 조사했더니 '난임 수준'이 아닌 사람은 단 한 명(3퍼센트)이었다는 충격적 보고가 있었습니다.

WHO는 난임의 기준을 정해놓았습니다. 정자 수 2천만 마리 이상, 정자 활성도 50퍼센트 이상의 기준을 충족하지 않으면 난임이라고 인식합니다. '임신 최저 수준'의 기준입니다. 그러나 한창나이의 학생들 33명(97퍼센트)은 '난임 수준'이었습니다. 이 실험을 실시한 오시오 시게루 강사는 다른 실험에서도 20

대 남성 중 정상적인 정자를 가진 사람은 50명 중 2명이라고 보고했습니다. 동일한 결과가 나온 것입니다. 1998년 일본 오사카의 난임 치료 전문 IVF클리닉에서 한 조사도 같은 내용이었습니다. 19세부터 24세까지 젊은이 60명 중 57명(95퍼센트)이 기형 정자 등 '이상률'이 10퍼센트를 넘었습니다. 19퍼센트를 넘으면 '난임 원인'이라고 합니다. 또한 정액과소증이 43퍼센트, 소정자증이 40퍼센트로 믿을 수 없는 수치가 이어졌습니다.

"이 정자 이상은 난임 치료를 받는 환자의 정자 이상률이 더 낮았다."(동 클리닉 '일본불임학회' 보고. 1998년 11월)

20세 전후의 젊은이 95퍼센트가 정자 이상으로 난임 수준이었습니다. 오사카 IVF클리닉의 보고는 충격적입니다. 그 논문에 흥미로운 대목이 있습니다.

"햄버거를 '자주 먹는다'고 응답한 사람 중 77퍼센트가 정자 이상률이 높았다."(동 클리닉)

아이를 낳을 수 있는
식사법

유기농가의 정자 수는 평균의 2배

스웨덴의 연구에서도 평균 정자 수는 세계적인 추세와 마찬가지로 5천만 마리 수준으로 저하되었지만, 유기농법을 실천하는 남성의 정자는 1억 마리, 즉 2배였습니다. 무농약 채소를 먹고 무첨가 식품을 섭취하는 자연스러운 생활이 정자 수를 보존해주는 것입니다. 이는 생활양식과 정자 이상에 밀접한 관계가 있음을 시사합니다. 난임을 치료하려면 고가의 클리닉으로 뛰어들기 전에 생활양식을 개선해야 합니다. 아이를 많이 낳을 수 있는 생활양식은 다음과 같습니다.

소식

앞서 말한 대로 단식을 하면 아이가 생깁니다. 가난한 집에는 자식이 많다는 것과 같습니다. 후진국의 다산, 선진국의 저출산을 되짚어보면 인류 전체의 전후 포식화도 정자가 급감한 원인 중 하나일 것입니다. 포식과 환경 호르몬이 2대 원인으로 생각됩니다. 먼저 난임으로 고민하는 부부에게는 배를 60퍼센트 정도로 채우는 식생활을 권합니다. 1일 1식으로 살아가지만 머리는 검고 근육질 체형입니다. 정력은 젊었을 때보다 오히려 더 강해졌습니다.

채식주의

육식을 즐기는 서양인보다 채식을 즐기는 동양인이 아이를 많이 낳습니다. 육식을 하면 사망률이 격증했습니다. 대장암 5배, 유방암 4배, 당뇨병 3.9배, 심장병 8배. 이는 두려운 사실입니다. "육식은 사람을 죽인다."라며 미국의 채식운동을 주도하는 하워드 리먼은《나는 왜 채식주의자가 되었는가》에서 단언합니다. '무엇을 먹어야 하는가?' 언론에 세뇌당한 인간은 동물로서 갖고 있어야 하는 최소한의 지혜조차 잃은 것입니다.

햄버거

햄버거에 열광하는 젊은이의 77퍼센트가 난임 수준의 정자 이상이었다는 충격적인 사실을 머릿속에 기억하기를 바랍니다. 정자 감소 그룹은 '햄버거를 자주 먹고 반대로 채소, 과일, 생선을 싫어했다'는 보고도 있습니다. 맥도날드 햄버거에서 잔류 농약도 검출되었습니다. 그것에는 정자 수를 감소시키고 중추신경을 침범하는 독성이 있다고 합니다.

소고기

고기에는 생각지 못한 위험이 도사리고 있습니다. 고기는 최악의 농약오염원이라는 점입니다. 농약의 90퍼센트는 고기를 먹음으로써 체내에 침입합니다. 특히 미국산 소고기는 성장 호르몬이 훨씬 많이 잔류합니다. 일본에서는 수입 자유로 소비량이 5배로 늘더니 호르몬에서 유래한 암이 5배로 급증했습니다. 난소암, 자궁암, 유방암, 전립선암 등 생식계 장기가 암에 걸린 미국산 소고기가 일본인의 난임이 급증하는 원인임은 틀림이 없습니다.

콜라

콜라를 자주 마시는 남성은 정자가 감소할 위험이 있습니다. 덴마크에서 실시한 위병검사 결과, 젊은이 중 콜라(500ml)를 주 15병 이상 마신다고 응답한 그룹은 정자 수가 68퍼센트, 정자 농도가 71퍼센트로 감소했습니다.

인공감미료

아스파탐은 '악마의 감미료'라고 불립니다. 다이어트 슈거라는 이름으로 팔리고 있지만 설탕이 아닌 인공감미료입니다. 쥐에게 이것을 투여하자 정상적이고 활발한 정자의 비율이 64퍼센트로 떨어졌습니다. '동물에게 영향이 없다'고 했던 농도의 1,000분의 1 정도로도 정자에 피해가 발생한 것입니다.

흡연

담배를 피우는 남성에게는 정자 감소 현상이 보입니다. 담배 연기에는 수천 종류의 유해물질이 들어 있으니 당연한 일입니다. 아이를 원한다면 금연을 해야 합니다.

컵라면

용기에서 녹은 화학물질과 많은 식품첨가물이 뒤섞인 불량 식품입니다. 정액 감소증의 원인이라는 연구 보고도 있습니다.

환경 호르몬

합성세제, 합성샤워용품, 화장품, 헤어 제품 등은 '경피독'으로서 체내에 침입합니다. 이것은 전부 사용을 중단하고 자연소재를 이용해야 합니다.

꽉 끼는 속옷

몸에 꽉 끼는 속옷을 입는 남성에게 정자가 감소하는 경향이 있습니다. 스키니진도 금물입니다. 고환이 몸에 밀착되어 체온이 오르기 때문이지요. 하반신을 시원한 상태로 유지해야 합니다.

전자파

휴대전화를 바지 주머니에 넣어두면 정자가 약 30퍼센트 감소합니다. 노트북을 무릎에 놓고 사용하는 것도 안 됩니다. 역시 전자파에 의한 정자 감소가 보고됩니다.

정자를 감소시키는 생활양식을 피하면 남성의 정력이 회복되어 아이도 쉽게 생길 것입니다. 일반적으로 20대보다 40대의 정자는 2배, 60대는 40대의 2배라고 합니다. 중장년이 더 정력이 좋다니 쓴웃음이 납니다. 옛 생활양식이 생식력을 강하게 보존한다는 증거이기도 합니다. 소식과 간소한 식단을 유지하고 천연재료를 이용하는 생활양식이 성생활을 강화하는 것입니다. 구체적으로는 현미, 잡곡밥을 먹고 깨와 김, 미역 등 해조류를 먹으며 약초차를 항상 마셔야 합니다. 그리고 섹스 미네랄이라고 불리는 아연이 풍부하게 함유된 굴 등 어패류를 먹도록 합시다.

하루 입원하면 1년 늙는다

마이오카인의 발견은 기존의 현대 의료에도 큰 의문을 던졌습니다. 지금까지 의료 원칙은 '절대 안정'이었기 때문에 입원 환자는 온종일 침대에 누워 있어야 합니다. 그런데 이 '계속 누워 있게 하는' 의료 행위가 얼마나 무서운 행위인지 비판하는 말이 나오고 있습니다.

생명보험사에서 일하는 친구는 노인 의료와 간병 시스템 연수를 목적으로 스웨덴에 가서 충격을 받았다고 합니다. 자리에 누워 있게 하는 간병이 아닌 걷게 하는 간병을 하고 최대한 몸을 움직이게끔 돕다가 마지막은 집에서 생활할 수 있게 하는 것이 스웨덴의 간병이라고 합니다.

침대에 누워 있기만 하는 노인은 하루가 다르게 근육량이 감소해 뼈와 힘줄만 남습니다. 그러면 걷기는커녕 몸을 일으키는 것도 하지 못하게 됩니다. 콧줄로 영양이 공급되고 배설도 관을 통해 하게 됩니다. 그 중에는 위에 구멍을 뚫어 튜브를 삽입한 노인도 있습니다. 이런 노후를 보내고 싶은가요? 모두 고개를 저을 것입니다. 일본의 의료는 '누워 있기만 한' 노인을 대량 생산하고 있습니다.

75세 이상인 노인이 병원에 입원하면 하루에 1년씩 노화합니다. 한 노인 의료 전문의가 한 말입니다. 겨우 열흘만 입원해도 85세의 체력으로 떨어진다는 것입니다. 20일이면 95세입니다. 그만큼 근육이 급속도로 감소해 노화가 가속되는 것입니다. 노인만의 문제는 아닙니다. 성인도 입원해서 누워 있기만 하는 생활을 계속하면 눈에 띄게 근육이 감소합니다.

마이오카인을 생각해보기 바랍니다. 근육에서 생명력을 활성화하는 호르몬이 분비된다고 했습니다. 그 분비량은 근육량과 활동량으로 정해지는데, 병원 입원은 이 2가지를 급감시킵니다. 그러면 생명 활성 호르몬이 급속도로 줄어들지요. 즉 근육이 쇠퇴하고 노화가 빨리 진행된다는 말입니다.

장기 입원 환자를 보면 여위고 몰라보게 늙은 그들의 모습에 놀란 적이 없나요? 근본부터 잘못된 '누워 있게만 하는' 의료의 잔혹한 결말입니다. 서구에서는 오히려 수술 다음 날 일어나서 걸으라 권합니다.

입원을 권장하는 의료, 노인 의료를 근본부터 바로잡아야 합니다. 오키 마사히로 요가 지도자는 비록 움직이지 못해 자리 보존한 상태라도 "손가락 하나라도 움직일 수 있다면 온 힘을 다해 움직이게 하라."라고 강조합니다. 그러면 온몸의 생명력이 이에 호응하며 활성화한다고 합니다. 병원이 먼저 입원 환자에게 지시해야 할 것은 걷게 하는 것입니다.

지인 중 슬로핑sloping 운동을 제창하는 사람이 있습니다. 경사진 곳을 걸을 뿐이지만 평지를 걷는 것보다 20배 높은 운동 효과가 있다고 합니다. 병원에도 계단은 있을 테니 계단을 이용해 환자에게 오르락내리락하게 하면 근육 소실에 의한 쇠퇴와 노화를 막을 수 있습니다. 또 침대에서 누운 채 하거나 앉아서도 할 수 있는 근력 운동(아이소매트릭스, 245쪽 참조)이 필요합니다. 병원이 하지 않는다면 스스로 실천합시다. 그렇지 않으면 하루에 1년이라는 무서운 속도로 노화가 진행될 것입니다.

마이오카인 외에도 근육을 강화하면 증가하는 호르몬이 있습니다. 성장 호르몬입니다. 성장 호르몬은 유아기부터 분비되어 혈중농도는 10대에 정점을 찍고 20대 이후에는 분비량이 급속히 떨어집니다. 50대 이후에는 10대의 10분의 1 정도로 감소합니다. 즉 이 호르몬 분비를 촉진하면 다시 젊어지는 현상을 촉진하는 것이 됩니다. 그런데 그것이 가능할까요?

여기서도 근육 강화가 호르몬의 분비량을 결정하는 요인이 됩니다. 오래된 근육을 파괴하고 젊은 근육을 만드는 것입니다. 반드시 매일 근력 운동을 해야 합니다. 영어 속담에 'Use it or Lose it'이라는 말이 있

습니다. '사용하지 않으면 잃게 된다'는 뜻이지요. 의학 용어로 말하는 폐

용성 위축廃用性萎縮[근육의 움직임을 완전히 정지 상태에 두었을 경우에 근섬

유가 위축되는 것을 말한다.]입니다. 스탤론 같은 근육질 배우는 근력 운동

으로 마이오카인과 성장 호르몬을 지속적으로 분비시킨 것입니다.

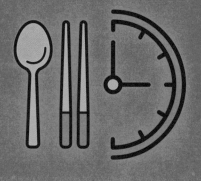

6장

웃으면
면역세포가
증가한다

단식과 웃음은
만병을 치유한다

웃음의 면역력으로 암이 사라진다

《항암제로 죽임을 당한다》라는 책을 내고 반향을 불러일으켰습니다. 항암제가 맹독으로 암환자가 '독살'당한다는 것은 잘 알았는데 어떻게 해야 하느냐는 '암 치료'의 대책안을 원했습니다. 그래서 《웃음의 면역학》을 펴냈습니다.

웃음 치료법의 최전선 보고서이자 암을 비롯한 만병을 치유하는 교본입니다. 웃음이 면역력을 높인다는 것은 여러 실험으로 입증했습니다. 미국 웨스턴 뉴잉글랜드대학에서 희극 비디오를 보여주어 실컷 웃은 학생 그룹은 면역글로불린A가 증가하는 결과를 보였습니다. 이 면역물질은 세균이나 바이러스가 인체에 침입하는 것을 막아줍니다. 즉 웃음은 인체의 방어 기능과 치유 기능을 높인다고 증명한 것입니다.

여기에서 생각나는 것이 없나요? 그렇습니다. 단식의 효능과 복사판입니다. 만병을 치유하는 묘법으로 단식을 권하는 요가는 한편으로 웃음도 강하게 권합니다. 최근 '웃음 요가'가 전 세계적으로 화제가 되었습니다. 요가의 나라 인도에서도 '웃음 요가'가 성행하고 있지요. 이른 아침에 광장에 모인 사람들은 요가 동작을 마치면 모두 큰 소리로 웃습니다. 필자도 공원에서 '웃음 요가' 그룹에 참가한 적이 있습니다. 처음에는 쑥스럽고 어색했지만 점차 정말로 즐거워져서 힘차게 웃을 수 있었습니다. 이것이 웃음의 마법입니다.

매일 5천 개의 암세포가 생성된다

의사가 암을 고지할 때 "체내에서 암세포가 검출되었습니다."라고 합니다. 이런 말을 들으면 충격을 받고 얼어붙을 것입니다. 온몸의 핏기가 가시고 무릎에 힘이 빠질 뿐 아니라 절망이 온몸을 쑤시고 공포와 불안이 발밑에서 엄습할 것입니다. 만약 필자가 의사에게 그런 말을 듣는다면 하루 동안 사람의 몸에 얼마나 많은 암세포가 태어나는지 아느냐고 되물을 것입니다. 의사는 고개를 푹 숙일 테지요.

갓난아기부터 노인에 이르기까지 하루 평균 5천 개의 암세포가 태어나고 성인이라면 몸속에 수백만 개, 아니 수억 개의 암세포가 있는 것이 '정상'이라 합니다. 그러니 현미경으로 살펴보면 암세포가 발견되는 것이 당연하지요. 몸속에 암세포가 존재하지 않는 사람은 한 명도 없습니다. 인간의 몸에는 암세포가 있는 것이 당연한 일입니다.

그러면 매일 5천 개나 되는 암세포가 생기는데 어떻게 대부분은 암에 걸리지 않고 건강하게 사는 걸까요? 최전선에서 싸우는 '병사'인 NK세포를 비롯해 면역세포가 암세포를 발견하자마자 죽여서 제거하기 때문입니다. 암세포는 인체의 면역계에는 건강을 해치는 '이물질'입니다. NK세포는 그것을 인지하고 공격합니다. 정말 대단한 면역 네트워크이지요.

3시간 동안 웃었더니 NK세포가 6배로 활성화되었다

그러므로 감염증을 치료하는 것처럼 암을 치료하려면 첫째도 면역력, 둘째도 면역력을 높여야 합니다. 그것은 암과 싸우는 '병사' NK세포를 늘리기 때문입니다. 알기 쉽게 말하자면 NK세포의 전투력이야말로 암과 싸우는 자연치유력 자체입니다. NK세포는 1975년에 발견되었는데, 이 '병사'들에게는 흥미로운 버릇이 있습니다. 그 공격력이 주인인 사람의 감정과 기분에 따라 크게 좌우됩니다. 주인이 우울하거나 위축되면 병사들도 위축됩니다. 주인이 기운이 넘치면 병사들도 기운이 넘칩니다. 참으로 고지식하고 충실한 병사들입니다.

이 NK세포가 웃음으로 급증한다는 것이 입증되었습니다. '삶의 보람 요법'으로 유명한 이타미 지로 의사는 다음과 같은 실험을 했습니다. 그는 희극 전문 극장에 암환자 19명을 데리고 갔습니다. 그곳에서 만담이나 유명한 코미디 극단의 희극을 보며 배꼽이 빠지게 웃게 한 다음, 환자들의 혈액 중 NK세포 활성도를 측정했습니다. NK세포의 활성도는 암세포에 대한 공격력을 말합니다. 그러자 19명 중 13명(68퍼센트)의 NK세포 활성도가 상승했습니다. 한 사람은 무려 6배나 증가했습니다. 이런 약은 지구상에도 우주에도 존재하지 않습니다. 그야말로 웃음이 가진 경이로운 면역력입니다.

NK세포가 강한 환자는 두 배 오래 산다

미국 텍사스대학의 샌츠 박사는 NK세포가 강한 암환자일수록 오래 산다는 것을 입증했습니다. 환자(후두암)의 NK세포 '강도'를 치료 전에 측정해 '강함' '보통' '약함'의 3그룹으로 분

류했습니다. 그리고 치료 후의 생존율과 비교해보았더니 '강함'
이 83퍼센트, '보통'이 62퍼센트, '약함'이 40퍼센트로, 현격한
차이를 보였습니다. NK세포 활성이 강한 환자는 약한 환자의
2배 이상 더 살았다는 말입니다.

그러므로 암 치료의 근간은 먼저 NK세포를 강하게 하는,
즉 NK세포를 활성화하는 데 있습니다.

"그러나 일본의 암 치료 현장에서는 NK세포를 강하게 하
는 치료를 전혀 실행하지 않는다."

"그뿐 아니라 환자의 NK세포 활성도를 측정하지도 않는
다. 그 이유를 듣고 귀를 의심했다. NK세포의 움직임을 계산해
고려한 치료법을 일본 후생노동성이 인가하지 않기 때문이다."
《웃음의 건강학》

이타미 의사는 충격적인 사실을 고발했습니다. 어이가 없
어 그저 하늘만 쳐다보게 됩니다. 후생노동성의 본심은 사실은
'암환자가 나으면 곤란한' 것입니다. 후생노동성이야말로 일본
을 좌지우지하는 암 마피아 거대 이권의 총수이기 때문이지요.

암 치료의 정체는 대량 살상

현재 병원에서 시행되는 암 치료는 NK세포의 존재를 무시

할 뿐 아니라 NK세포를 '죽이는' 치료법을 진행합니다. 당신이 암이라고 고지를 받으면 자연스럽게 병원에 보내질 것입니다. 그곳에서는 기계적으로 3가지 치료법을 시행합니다. 항암제, 방사선치료, 수술이지요. 이것을 3대 치료법이라고 합니다.

이 치료법은 모두 NK세포를 죽이는 작용을 합니다. 그 전형적인 치료법이 항암제입니다. 항암제는 가장 중요한 암세포를 거의 죽이지 못하지만 항암제를 암환자에게 투여하면 비교적 작은 NK세포는 항암제의 맹독성으로 잇달아 쓰러집니다. 결국 체내에 약 50억 개나 존재하던 병사들이 전멸합니다. 가장 기뻐하는 것은 암세포입니다. 자신들을 공격하는 병사들이 도미노처럼 쓰러져 죽어가니 말입니다. "더 해라!" "더 죽여버려!" 하고 암세포는 손뼉을 치며 기뻐합니다.

매년 28만 명의 암환자를 학살하다

이 광경을 상상하면 허탈함과 분노에 휩싸입니다. 항암 치료는 암을 공격하는 아군들을 살상하는 어리석은 행위입니다. 이른바 불을 끄려고 기름을 붓는 격이지요. 그리고 "불이 꺼지지 않아요!" "불이 번지기만 해요!"라고 외칩니다. 이쯤 되면 비극이라기보다는 희극이라 볼 수 있지 않을까요?

방사선요법도 마찬가지로 면역세포인 NK세포를 전멸시킵니다. 수술도 면역력을 떨어뜨립니다. 즉 현대에 병원에서 실시하는 암 치료의 정체는 암환자를 대량 살상하는 행위일 뿐입니다. 어느 대학 의학부에서 사망한 암환자를 정밀 조사했더니 그중 80퍼센트가 암이 아니라 '치료'로 사망했습니다. 이렇게 매년 약 30만 명의 암환자가 학살되고 있습니다. 그러나 누구도 그 소름 끼치는 지옥을 알아차리지 못합니다. 어떤 뉴스에도 나오지 않습니다. 의학계도 언론매체도 이미 예전에 어둠의 거대 의료 마피아, 즉 '죽음의 비즈니스'에 장악되었기 때문이지요.

암을 완치하는
세 가지 비결

요가보다 1만 년 뒤떨어진 서양의학

웃음과 NK세포 활성의 상관관계를 증명한 이타미 지로 의사는 '웃음의 의료' 전도사라 할 수 있습니다. 획기적인 실험은 일본뿐 아니라 여러 나라의 주목을 모았고 웃음과 NK세포와의 상관관계에 대한 추가 실험이 각지에서 실행되었습니다. 그러자 모든 실험에서 웃음이 NK세포를 증가, 활성화한다는 것을 입증했습니다.

이는 마음의 상태가 몸에 영향을 미친다는 사실을 입증한 것이기도 합니다. 약 5천 년 이상 된 역사를 자랑하는 동양의학은 '몸과 마음은 하나'라고 봅니다. 그것은 당연한 생명의 기본 원리였습니다. 그러나 서양의학은 그 사실을 몇 년 전부터 인정하기 시작했는데 서양의학에서는 '새로운 사실'입니다.

그 배경에는 마음과 몸을 별개의 것으로 다루는 '심신 이원론' 사상이 있었습니다. 유심론, 유물론이라는 2가지 개념이 존재하는 것이 증거입니다. 몇 년 전부터 서양의학은 마음과 몸이 연관되어 있다는 사실을 인정하게 되었습니다. 이른바 사이코소매틱스 Psychosomatics(심신의학)입니다.

서양의학은 동양의학보다 5천 년은 뒤떨어졌습니다. 요가 이론은 1만 년 전부터 몸과 마음의 상관관계를 바탕으로 발전되었습니다. 그러므로 서양의학은 요가에서 1만 년이나 뒤처졌다고 할 수 있지요.

웃음이야말로 최강의 암 치료법

정신 상태가 신체에 영향을 미칩니다. 전형적인 예가 '웃음의 면역학'입니다. 면역력은 자연치유력의 일종으로 생명력이 나타난 것입니다. 웃으면 마음이 편해지고 공포와 긴장에서 해방됩니다. 그러면 NK세포가 늘어나 활성화됩니다.

웃으면 뇌에서 쾌감 호르몬(엔돌핀)이 분비되어 몸이 편해집니다. 그러면 NK세포가 늘어나 활성화되지요. 면역학자로 저명한 아보 도오루 교수는 웃으면서 이렇게 말합니다.

"기분 좋게 살면 암도 낫는다."

명언입니다. 항상 웃는 얼굴인 사람은 NK세포가 늘어나 활성화됩니다. 코미디 공연을 보며 3시간 동안 숨이 넘어가게 웃었을 뿐인데 NK세포가 6배로 늘어나듯 말입니다.

쾌감 호르몬은 NK세포의 밥이다

어떤 연구자는 "NK세포는 웃으면 분비되는 쾌감 호르몬인

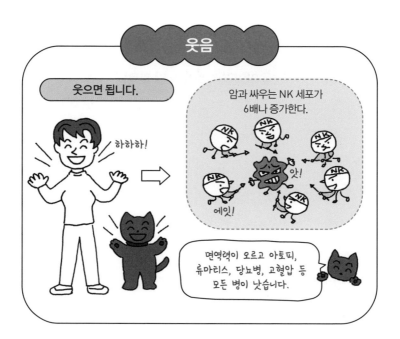

베타엔돌핀을 밥으로 삼아 증가한다."라고 말합니다. 실로 알기 쉬운 설명입니다. 웃음이야말로 최강의 암 치료법입니다. 의사에게 암이라고 들은 사람은 뱃속부터 힘차게 웃어보세요. 아보 도오루 교수도 암을 치료하는 방법은 3가지라고 거침없이 말합니다. '웃는 것' '식사법을 개선하는 것' '몸을 따뜻하게 하는 것'입니다. 이 얼마나 간단한 방법인가요!

특히 웃는 것은 어디서든 할 수 있습니다. 돈도 들지 않고 부작용도 없습니다. 그리고 이 우주에서 가장 강력한 암 치료법입니다. 그러니 꼭 실천해봅시다.

웃음은
부작용이 없다

웃는 얼굴을 만들기만 해도 효과가 나타난다

"아무리 웃으라고 해도 그렇게 쉽게 웃을 수 있나요?"

불만스러운 얼굴로 이렇게 말하는 모습이 눈에 선합니다. 대개 암에 걸리는 사람은 이른바 교감신경이 긴장된 유형이 많습니다. 그것을 부교감신경이 우위인 이완 상태로 전환하면 암과 싸우는 NK세포가 급증하지요.

여기서 '웃음 요가'를 생각해봅시다. 전혀 웃기지도 않는데 사람들이 '아하하하!' 소리 내어 웃는 척하는 것입니다. 그런데 사람의 몸은 참 재미있는 존재라 뇌와 몸은 정말 웃겨서 웃었을 때와 같은 반응을 합니다.

이타미 지로 의사도 거울을 보며 웃는 표정을 짓기만 해도 즐거워서 웃었을 때와 같은 효과가 난다고 실험을 통해 증명했습니다. 그러므로 처음에는 거울을 보며 억지로 웃어도 됩니다. 그러면 그 모습이 웃겨서 정말로 웃음이 터질 것입니다. 꾸며낸 웃음이 진짜 웃음으로 바뀌는 것입니다.

또 남들이 웃는 것을 보고 따라 웃게 되기도 합니다. 공연장이나 강연장에서 한 사람이 웃으면 옆 사람들도 따라서 웃습니다. 이것은 뇌에 있는 '거울 뉴런'Mirror neuron이라는 신경반사 때문입니다. 말 그대로 '거울과 같은 신경', 즉 상대방과 같은 감정을 느끼려는 신경반사입니다. 그래서 사람들이 떠들썩하게 웃는 소리를 들으면 자신도 그들처럼 웃게 되지요. 이것이 웃음의 전파입니다.

미국의 한 의학서에는 웃음이 나지 않을 때 "간질여 달라고 하라."라고 씌어 있습니다. 그 대목에 나도 모르게 웃음이 터져 나왔습니다.

웃음요법의 실천, 만담과 어릿광대

웃음의 효용은 암을 치료하는 효과만 있는 것이 아닙니다. 당뇨병, 고혈압, 심장병, 우울증, 치매…. 말 그대로 '못 고치는 병이 없다'고 단언해도 좋습니다. 전국 각지의 병원에 '웃음 외

래' 창구를 마련하는 것은 어떨까요? 농담이 아닙니다. 앞서 말
했듯이 단식과 웃음이 만병을 치유하기 때문입니다. 병원은 본
래 병을 고치는 곳이지 않습니까? 그렇다면 웃음요법과 단식요
법을 즉시 시행하는 것이 옳습니다.

이미 웃음요법을 실시하는 선진적이고 양심적인 의사들이
있습니다. 의사가 직접 만담가의 수업을 듣고 환자들 앞에서 만
담을 해서 웃음을 불러일으킵니다. 그 인간적인 모습에 가슴 깊
이 감동했습니다.

서구 병원에서는 이미 병원을 순회하는 클리닉크라운
CliniClowns[병원을 의미하는 '클리닉 Clinic'과 광대를 의미하는 '클라운 Clown'
을 합성한 단어. 병실을 방문해 놀이와 소통을 통해 치료를 지원한다.]이 전
문직으로 인정받고 있습니다. 이것도 웃음요법의 일종입니다.
환자들이 웃고, 웃는 모습이 병을 낫게 합니다. 마음이 따뜻한
의료인들은 그 점을 알고 있습니다. 그러나 여전히 딱딱한 표정
으로 환자를 대하는 의사나 간호사가 많습니다. 시간은 없는데
갈 길은 멀기만 합니다.

30분간의 웃음은 복근 운동 12회와 맞먹는다

웃음의 효용은 암을 치유하는 것뿐만이 아닙니다. 먼저 운

동 효과가 있습니다. 그것은 복근 운동에 필적한다고 하니 놀랍습니다. 먼저 웃으면 횡격막이 위아래로 움직여 자연스레 복식호흡을 하게 됩니다. 온몸에 혈액 순환이 촉진되지요. 그 결과 노화 방지, 혈당치 저하, 냉증 개선 등 의료 효과가 나타납니다.

구체적인 연구 결과에 따르면 30분간 코미디 프로를 보며 웃으면 복근 운동을 12번 한 것에 상당하는 운동 효과가 나타난다고 합니다. 또 웃으면 심장 박동 수가 90에서 60대로 떨어집니다. 웃음이 주는 릴랙스 효과입니다. 불안, 긴장, 분노 등의 스트레스 상태에서 사람의 심장 박동 수는 100 가까이 올라가지만 웃으면 그 수치가 급감하는 것도 실험으로 증명되었습니다. 즉 웃음이 스트레스 상태를 완화하여 단숨에 심장 박동 수를 내리는 것입니다.

코미디 공연을 보며 웃으면 '스트레스 해소'가 30퍼센트나 더 많이 된다는 것도 입증되었습니다. 스트레스 물질(코르티솔)을 측정하자 웃지 않았던 사람보다 많게는 30퍼센트나 감소되었던 것입니다.

5초간 크게 웃으면 심호흡 2회를 한 것과 같다

놀라운 사실은 산소흡입량이 증가한 것입니다. 5초간 크게 웃으면 심호흡을 2번 한 만큼의 산소가 체내에 들어간 것입니다. 또 뱃속에서 나온 힘찬 웃음은 보통 때 하는 호흡의 3~4배나 많은 산소를 몸 안에 넣습니다. 실험으로 효과를 입증했습니다. 저산소는 만병의 원인입니다. 잘 웃는 사람은 체내에 산소가 많이 들어간다는 말입니다.

만담을 보여주고 폭소하는 사람들을 관찰한 실험의 결과를 보면 64퍼센트의 사람에게서 뇌로 들어가는 혈액이 증가했습니다. 웃어서 뇌혈류가 증가한다는 것은 그만큼 머리도 좋아진다는 증거입니다. 실제로 기억력 테스트에서 10분간 웃은 피험자들은 평균 정답률이 67퍼센트에서 85퍼센트로 20퍼센트나 상승했습니다.

그리고 웃으면 혈당치와 중성지방도 함께 저하되었습니다. 즉 웃음은 당뇨병이나 동맥경화, 뇌졸중 등을 예방할 수 있습니다. 뇌 기능을 측정한 실험에서 웃음은 전두엽을 활성화한다고 밝혀졌습니다. 전두엽은 인간의 지적 활동을 담당하는 곳입니다. 즉 웃음은 지력知力을 강화합니다.

류머티즘 관절염에
웃음이 효과적이다

환자를 웃게 하면 일어나는 일

구체적인 질환에 대한 '웃음의 효용'을 살펴봅시다. 관절류머티즘은 치유하기 힘들고 만성 질병으로 자리잡아 환자를 괴롭히는 병입니다. 그런데 만담을 듣기만 해도 증상이 개선되었다는 놀라운 결과가 나왔습니다.

일본의과대학 요시노 신이치 교수는 발병한 지 평균 19년인 환자 26명(평균 연령 58세, 전원 여성, A그룹)과 건강한 여성 26명(B그룹), 이렇게 총 52명을 대상으로 임상 실험을 했습니다. 인기 만담가가 이들에게 만담을 들려준 것입니다.

요시노 교수는 '효능'을 측정하는 기준으로 기분의 정도, 신경증 정도, 통증 정도, 신경계·내분비계·면역계에 미치는 영향을 목록화했습니다. 만담을 듣기 전의 상태를 조사하자 다음과 같은 점을 알 수 있었습니다. A그룹은 건강한 B그룹에 비해 '신경증 증상'이 보이고 '억울 증상'과 '강한 긴장감' '비정상적 면역 반응' '심한 염증' '강한 통증'을 느꼈습니다.

실험 당일, 즉 만담을 듣는 날 병원의 강당에서 요시노 교수와 피험자들은 홍색과 백색 막을 설치하고 단상에는 금박을 입힌 병풍을 세우는 등 나름대로 공연장을 근사하게 꾸몄습니다. 드디어 테이프로 녹음해놓은 등장 음악이 흘러나오며 그에 맞춰 만담가가 등장하려는데 테이프가 중간에 끊겼습니다. 깜짝 놀란 만담가가 멈칫했고 예상치 못한 사건에 공연장에는 폭소가 터져 나왔습니다. 그것이 계기가 되어 만담이 시작되자마자 관객석에서는 폭소가 끊이지 않았습니다. 그야말로 폭소의 도가니였습니다.

비싼 약보다 웃음이 극적인 효과가 있다

공연이 끝나자 모든 사람에게 '얼마나 재미있었는가?'와 같은 질문 항목을 물었고, 그 결과 A그룹은 기분과 신경증, 통증이 눈에 띄게 개선되었습니다. 또한 스트레스 물질인 코르티솔이 A그룹에서 급감했고 기준치 범위에 들어갔습니다. 관절류머티즘을 악화시키는 인터루킨-6 InterLeukin-6의 수치가 눈에 띄게 떨어졌습니다.

요시노 교수는 "현존하는 그 어떤 약으로도 단시간에 이만큼 수치를 떨어뜨릴 수는 없다."라고 합니다. 이로써 웃음은 어떤 고가 의약품보다 류머티즘에 뛰어난 효과를 발휘한다고 증명된 것입니다. 그는 《웃음의 면역학》에서 "인터루킨-6은 염증 촉진 작용이 있으며 류머티즘 환자에게 대량으로 분비되기 때문에 증상이 악화된다."라고 했습니다. 요시노 교수는 만담을 들은 뒤, 류머티즘 환자의 수치가 급감한 것을 보고 "웃음에는 명의에 버금가는 효과가 있다."라고 강한 자신감을 내비쳤습니다.

웃음은 불균형한 기능을 정상으로 돌린다

또한 요시노 교수는 2003년, 4회째 웃음 실험에 도전했습니다. 그때는 류머티즘 염증의 '억제물질'에 초점을 맞추었습니다. 이때도 만담을 들려주자 환자에게 극적인 변화가 일어났는데, 염증 억제물질이 '환자가 웃으면 증가하는' 것을 확인할 수 있었습니다. 그것도 염증 정도가 심할수록 현저하게 증가했습니다. 즉 웃음은 염증을 악화하는 물질은 줄이고 염증을 억제하는 물질은 늘리는 절묘한 효과가 있음이 입증된 것입니다. 요시노 교수는 감동을 담아 이렇게 기술했습니다.

"즐거운 웃음은 흐트러진 기능을 정상으로 되돌린다. 각각의 기능이 원활하게 작용하도록 해 염증과 맞서게 한다. 그리고 기준치 이상의 과도한 작용을 억제한다. 그것이 약과 다른 점이다."

웃음에는 약과 달리 부작용이 전혀 없습니다. 정말이지 대자연의 은혜라고밖에 표현할 길이 없지 않을까요?

웃으면 당뇨병도 낫는다

마음은 몸의 설계도였다

　단식과 소식이 유전자 스위치를 켠다는 것은 이미 앞에서 설명했습니다. 마찬가지로 웃음에도 유전자 스위치를 켜고 끄는 작용이 있음이 밝혀졌습니다.

　무라카미 가즈오 박사는 엔터테인먼트 그룹 요시모토 코교의 협력을 받아 실시한 '웃음 실험'을 통해 웃음으로 혈당치 상승을 억제할 수 있음을 밝혔습니다. 그는 공연을 보며 신나게 웃은 이형당뇨병 환자의 혈당치 변화를 측정했습니다. 그러자 식후 혈당치 상승 정도가 크게 억제되었습니다. 일본의 당뇨병 환자는 거의 이 유형입니다. 즉 웃음은 당뇨병을 치료하는 묘약임이 입증된 것입니다.

이 웃음 실험으로 어느 유전자 스위치가 켜지고 어느 유전자 스위치가 꺼지는지까지 규명하는 데 성공했습니다. 박사는 23개의 유전자 변화를 증명했습니다. 이것은 세계 의학사에 특필할 만한 위대한 업적이지요. 마음의 변화가 DNA를 변화시키는 것을 입증한 것입니다.

생각은 DNA를 변화시켜 몸을 바꿉니다. 종종 '원하면 통한다'거나 '이미지가 실현된다'라는 말을 하는데 그것은 관념적이 아닌 구체적으로 맞는 말이었습니다. 즉 '마음은 몸의 설계도'라고 할 수 있습니다.

혈당 상승의 40퍼센트를 억제하는 효과

무라카미 교수는 재미있는 실험을 했습니다. 대학생들에게 하루는 지루한 대학 강의를 듣게 하고(A그룹 : 지루함이라는 스트레스) 하루는 웃기는 만담을 듣게 한(B그룹 : 스트레스 해방) 다음, 식후 혈당치를 측정했습니다. 그러자 A그룹의 혈당치는 평균 123mg이나 상승한 반면 B그룹은 평균 77mg밖에 상승하지 않았습니다. 즉 지루한 강의는 만담을 들었을 때의 1.6배나 혈당치를 끌어올렸습니다. 바꾸어 말하면 웃음은 혈당치 상승을 약 40퍼센트나 억제하는 효과가 있다는 말입니다.

당뇨병 환자에게는 기쁜 소식입니다. 지금까지 의사가 혈당치를 낮추기 위해 환자에게 처방해온 것은 인슐린 주사나 혈당강하제가 전부였습니다. 그런데 이 약물은 원칙적으로 '독'입니다. 그 독의 반사작용으로 혈당치가 떨어집니다. 그것을 이용하는 데 지나지 않지요. 당연히 이 주요 작용뿐 아니라 '독' 작용이 함께 작용해 그 밖의 각종 증상을 일으킵니다. 그것이 부작용입니다.

이것은 약물요법이 가진 치명적 결함 중 하나입니다. 반면 무라카미 박사는 단지 웃기만 해도 혈당치 상승이 40퍼센트나 억제된다는 것을 밝혔습니다. 그 밖의 추가 실험에서도 웃으면 혈당치가 36.5퍼센트나 저하된다는 것을 확인했습니다. 웃음의 혈당치 억제 효과는 이제 확정된 사실입니다.

인슐린 주사나 혈당강하제와의 결정적인 차이점은 웃음에는 전혀 부작용이 없다는 것입니다. 당뇨병으로 인한 합병증은 심근경색, 뇌졸중, 동맥경화 등이 있습니다. 웃음으로 혈당치 상승을 40퍼센트나 억제할 수 있다는 것은 이 치명적인 질환도 예방할 수 있다는 뜻입니다. 또한 신경 장애, 신장 장애, 망막증 등도 예방하고 개선할 수 있게 됩니다. 그야말로 웃음은 만병통치약입니다.

감사하는 마음이
병을 치유한다

감사는 긍정적인 '사랑'의 심리

"고맙다고 말하면 병이 낫는다."

이렇게 말하면 "이게 무슨 잠꼬대 같은 소리야?"라며 다들 어이가 없다는 표정을 지을 것입니다. 그런데 이 감사의 한마디가 의학계에서 주목받고 있습니다.

심리요법입니다. 앞에서 마음과 몸은 불가분의 관계라고 했습니다. 웃음은 가장 쾌적한 마음 상태라고 할 수 있습니다. 그러면 뇌에서 쾌감물질이 분비되어 그것이 암과 싸우는 NK세포의 증식을 촉진할 뿐 아니라 그 밖에 다양한 생명력을 증진합니다. 그야말로 경이로운 의료 효과라고 할 수 있습니다.

이와 같은 일이 '감사'에도 나타납니다. 감사는 긍정적이고 받아들이는 심리 상태입니다. 그것은 상대방이나 대상에 사랑을 느끼는 상태이지요. 긍정의 반대는 부정입니다. 사랑의 반대는 증오입니다. '싫다'라는 기분입니다.

부정적인 마음이 몸속에 '독'을 만든다

부정적인 마음일 때 몸은 어떻게 반응할까요?

면역학의 권위자인 아보 도오루 박사는 알기 쉽게 설명했습니다. 부정적인 심리 상태일 때 신체는 교감신경이 활성화된 상태가 됩니다. 즉 일종의 긴장 상태이지요. 그러면 불쾌 호르몬인 아드레날린이 분비되는데 이것은 '분노의 호르몬'이라고도 불립니다. 독뱀이 가진 독의 3~4배나 되는 독성이 있기 때문입니다. 당연히 그 호르몬이 몸속에 흐르면 욱하며 불쾌해집니다. 부정적인 마음이 몸속에 '독'을 생성하는 것입니다. 그 자극이 백혈구의 일종인 과립구를 늘립니다.

그와 반비례해서 암세포와 싸우는 NK세포는 줄어듭니다. 즉 마음이 부정적이면 암에 대한 저항력이 감소합니다. 그러면 암세포가 증식하는 것입니다.

또한 아드레날린은 혈당치를 올립니다. 교감신경의 긴장은 외부의 적에 대비하는 상황을 말합니다. 그러므로 언제든지 공격할 수 있도록 에너지원인 혈당을 늘립니다. 마찬가지로 혈압, 맥박도 상승합니다. 즉각 도망치거나 공격할 태세를 갖추기 위해서지요.

이렇게 마음이 부정적인 상태가 되면 심신은 단번에 '전투 태세'로 돌아섭니다. 이 심신의 긴장이 스트레스가 되어 우리 몸이 피곤해집니다. 그러면 그만큼 치유력과 저항력, 면역력이 쇠퇴합니다. 이것이 부정적인 마음이 병을 만드는 구조입니다. 그리고 병의 '치유'도 늦어집니다.

'네 원수를 사랑하라'에 담긴 깊은 뜻

병이 들었을 때, 힘든 증상이 나타날 때는 "고마워"라고 소리 내어 말해보세요. 이것은 일종의 '마법의 말'이기 때문입니다. 마음은 긍정적인 상태로 변하고 교감신경의 긴장이 풀리면서 부교감신경이 우세한 몸 상태가 됩니다. 그러면 이번에는 쾌감 호르몬인 엔돌핀이 분비됩니다. 또 감동 호르몬인 도파민과 이성 호르몬인 세로토닌도 분비됩니다.

즉 '고마워'라는 한마디가 쾌감, 감동, 이성을 몸과 마음에 가져다주어서 생명력과 면역력을 높입니다. 이렇게 해서 병의 '치유'가 순조롭게 진행됩니다. '고마워'가 병의 치유 효과를 비약적으로 높인다는 말입니다.

　예수 그리스도가 '네 원수를 사랑하라'고 설파한 것도 이런 원리를 바탕으로 한 것입니다. 증오는 불쾌 호르몬인 아드레날린을 스스로 자신의 몸에 생성하게 하여 고통을 늘리기 때문입니다. 반대로 애정과 쾌감 호르몬인 엔돌핀이 분비되면 행복하다고 느낍니다. 성인은 이 심신의 절묘한 메커니즘을 직감적으로 깨달았을 것입니다. 기존의 서양의학에서는 상상도 하지 못한 심신의 메커니즘입니다.

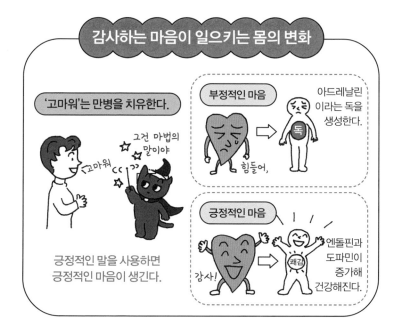

감사하는 마음이 일으키는 몸의 변화

'고마워'는 만병을 치유한다.

그건 마법의 말이야

고마워

긍정적인 말을 사용하면 긍정적인 마음이 생긴다.

부정적인 마음

힘들어,

아드레날린이라는 독을 생성한다.

독

긍정적인 마음

감사!

쾌감

엔돌핀과 도파민이 증가해 건강해진다.

심신을 치유하는 마법의 말

그러나 선진적인 의학자는 이 원리를 분명하게 인식합니다.

"…힘들다, 괴롭다, 이제 정말 싫다는 식으로 부정적인 말을 계속 말하면 그 말이 가진 불쾌한 이미지 정보가 대뇌에 있는 대뇌변연계와 기저핵을 자극하여 전달된다. 반대로 고맙다, 감사하다는 긍정적인 말을 사용하면 대뇌변연계와 기저핵에 긍정적인 말 특유의 '쾌감' 이미지 정보가 전달된다. 그 결과 뇌에 있는 긴장 상태를 완화하는 세로토닌이 증가하고 쾌감 신경 호르몬인 엔돌핀과 도파민도 증가해 질병과 고통의 원인인 스트레스 물질을 제거할 수 있게 되는 것이다."(《운명이 바뀐다, 미래를 바꾼다》)

야야마 도시히코 의사는 암을 대체요법으로 치료하는 사람으로 잘 알려져 있습니다. 그는 다음과 같이 말합니다.

① 불쾌한 일이 있으면 '고마워'라고 말할 것
② 좋은 일이 있으면 '감사합니다'라고 말할 것

왠지 초등학교 도덕 교과서 같은 말이어서 쑥스럽다고 생각하지 말길 바랍니다. 이 '마법의 말'은 의학계도 인정한 치료 효과가 있습니다. '고마워'라고 말할 때마다 NK세포가 증가한다는 것을 확인했습니다. 이것은 웃음의 효과와 통하는 점이 있습니다. 감사하는 마음이 쾌감을 주고 쾌감을 영양분으로 삼아 NK세포가 늘어납니다. 그러면 암마저 추방되어 사라집니다.

'고마워'라는 말이 '쾌감' 정보를 일으키고 엔돌핀이 증가시켜 NK세포를 늘리면 암을 추방해 암 완치까지 이어지는 것입니다.

성격에 따라 암 사망률이 77배나 차이 난다

이처럼 '고마워'라는 감사의 말로 암이 낫는다는 기적적인 생리 현상은 세계 의학계에서도 인지하고 있습니다. 즉 마음을 통제함으로써 암을 치유할 수 있다는 것입니다. 그 치료법이 의학적으로도 확인되었습니다. 바로 암 심리요법입니다. 이 실험으로 암은 성격에 크게 좌우된다는 사실도 밝혀졌습니다.

런던대학의 명예교수인 아이젱크 박사의 연구 결과는 성격에 따라 암 사망률이 77배나 차이 난다는 사실을 밝혔습니다. 많은 연구자가 '암은 마음의 병'이라고 단언합니다. 암 치료의 첫걸음은 웃는 것이라는 주장을 펼친 아보 도오루 박사도 "암은 스트레스에 의한 긴장으로 혈류가 저하되어 저체온·저산소 상태가 된 곳에 생긴다."라고 했습니다.

웃음과 감사는
몸을 변화시킨다

생체 에너지 '기'의 신비

기공의 달인이기도 한 야야마 의사는 재미있는 실증 실험을 했습니다. 그는 근반사 테스트를 통해 '고마워' '감사합니다'라는 마법의 말이 심신에 구체적으로 좋은 영향을 미치는 것은 '기'氣의 효과 덕택이기도 하다는 사실을 증명했습니다.

먼저 피험자와 마주 서고, 피험자가 오른손을 쭉 앞으로 뻗습니다. 크게 감사한 일이나 사람을 떠올리게 합니다. 그러면 앞으로 뻗은 팔을 마주한 사람이 눌러도 팔이 내려가지 않습니다. 긍정적인 이미지로 생체 에너지의 '기'가 강해졌기 때문입니다. 그런 다음 '좋지 않았던 일' 등 부정적인 이미지를 떠올리게 하니 팔이 쉽게 내려갔습니다. 이것은 부정적인 이미지로 '기'가

약해졌다는 증거입니다.

"'기'라는 생체 에너지는 몸에 나타나는 현상과 밀접한 관련이 있다."

야야마 의사는 긍정적인 기는 근육을 부드럽게 풀어주고 근력을 증강하며 호흡을 편안하게 하고 혈류를 증대해 통증을 감소시킨다고 합니다. 최근의 뇌과학은 그 신비의 메커니즘을 규명하고 있습니다.

모든 것을 사랑으로 받아들인다

외부로부터의 자극은 지각 정보로 대뇌변연계의 입구에 있는 편도체에 전달합니다. 그곳에서 기억정보를 이용해 어떻게 감정적으로 반응할지 결정합니다. 알기 쉽게 말하면 '좋은가, 싫은가'를 '분류하는' 작업입니다. 편도체가 '좋다'로 분류하면 '쾌감' 정보 시스템이 작동합니다. '싫다'로 분류하면 '불쾌' 정보 시스템이 작동합니다. 야야마 의사는 다음과 같이 말합니다.

"바로 옆에 있는 자율신경 중추 시상하부에 자극이 전달되어 심장 박동 수 상승하거나 혈관이 수축하거나 혈당이 오르는 부교감신경 긴장으로 인한 반응이 나타난다."

즉 좋다고 생각하면 쾌감으로, 싫다고 생각하면 불쾌감으로 몸이 180도 다르게 반응을 합니다. '고마워'는 그 스위치를 '쾌감'으로 전환하는 마법의 버튼입니다.

그러므로 정말로 현명하고 풍요로운 삶을 살려면 모든 존재하는 것을 '좋아하면' 됩니다.

내게 생기는 모든 일을 '좋아하면' 되는 것이지요. 다시 말해 모든 것을 사랑으로 받아들이는 것입니다. 그때 의학은 종교의 영역에 도달합니다. 요가의 가르침에 다음과 같은 말이 있습니다.

"진리에 사는 것이란 먼저 웃음과 감사로 사는 것이다."

아이소매트릭스의 효과를 보라!

필자를 만나는 사람은 팔과 가슴 근육을 보고 깜짝 놀랍니다. "무슨 운동을 하시나요?"라는 물음에 "하루 5초만 합니다."라고 대답하면 더욱 놀랍니다. 20대부터 실천한 운동으로 아이소매트릭스[iso 동일하다와 metrics 길이를 합친 조어. 일본의 이시하라 유미 의학박사가 개발한 운동이다.]입니다. 알기 쉽게 말하자면 운동생리학에 근거한 '정적 근육 강화법'입니다.

"근육은 최소 5초간 최대 부하의 80퍼센트 이상의 힘을 가하면 급속히 증강된다."

이것은 폐용성위축의 원리를 반대로 이용한 이론이지요. 근육에 5초간 강한 부하를 가함으로써 근육을 증강하는 유전자를 깨워 급격히 근육세포를 늘립니다. 피트니스클럽에서 몇십 분씩 땀을 흘리며 근력 운동을 하는 사람이 보면 어이가 없을 것입니다. 이 근육 강화법은 원고 집필 등 책상에 앉아서 하는 일이 많은 사람에게 가장 적합합니다. 하루

5초 만에 탄탄한 근육질로 바뀌는 방법을 설명하겠습니다.

　　승자의 자세 : 권투 시합 등에서 이긴 사람이 관중을 향해 종종 취하는 자세입니다. 그 자세를 한 상태에서 두 팔과 가슴 근육, 등 근육, 엉덩이를 꽉 조이고 다리 근육까지 한꺼번에 최대한 힘을 줍니다. 온몸이 부들부들 떨릴 정도로 힘을 줘야 효과가 있습니다.

　　기도하는 자세 : 두 손을 합장하고 양쪽에서 있는 힘을 다해 압력을 가합니다. 상완근과 가슴 근육을 단련할 수 있습니다.

　　갈고리 자세 : 오른손과 왼손을 가슴 위치에서 갈고리처럼 맞잡은 다음 양쪽으로 힘껏 잡아당깁니다. 어깨와 등 근육이 강화됩니다.

　　손바닥을 겹친 자세 : 왼손바닥을 위로 향하고 오른손바닥을 아래로 향해 겹친 다음 위아래로 힘껏 힘을 줍니다. 가슴 근육과 팔 전체의 근육을 단련할 수 있습니다. 5초간 한 다음, 두 손의 위치를 바꿔서 다시 한 번 합니다.

　　교차 자세 : 타월을 이용한 방법입니다. 등 뒤에서 오른손과 왼손을 엇걸어 타월 끝을 잡고 힘껏 잡아당깁니다. 체간 근육이 전체적으로 단련됩니다.

아이소매트릭스 1

승자의 자세

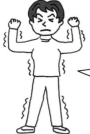

승자의 자세를 취한 다음 두 팔, 가슴 근육, 배 근육, 엉덩이를 조인 다음, 다리 근육까지 한꺼번에 최대한 힘을 준다.

온몸이 부들부들 떨릴 정도로 힘을 주어야 효과가 난다.

아이소매트릭스는 관절은 움직이지 않으면서 근육에만 힘을 주는 근력 운동이다.

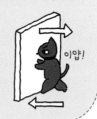

이얍!

기도하는 자세

두 손을 합장하고 양쪽에서 있는 힘을 다해 압력을 가한다.

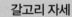

상완근과 가슴 근육이 단련된다.

갈고리 자세

오른손과 왼손을 가슴 위치에서 갈고리처럼 맞잡은 다음 양쪽으로 힘껏 잡아당긴다.

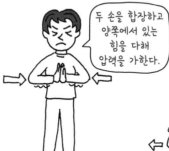

어깨와 등근육이 강화된다.

아이소매트릭스 2

손바닥을 겹친 자세

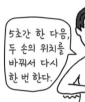

5초간 한 다음, 두 손의 위치를 바꿔서 다시 한 번 한다.

왼손바닥을 위로 향하고 오른손바닥을 아래로 향해 겹친 다음 위아래로 힘껏 힘을 준다.

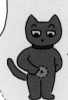

단전에 의식을 집중하는 것이 중요해.

가슴 근육과 팔 전체의 근육이 단련된다.

교차 자세

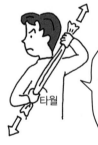

타월

등 뒤에서 오른손과 왼손을 엇걸어 타월 끝을 잡고 힘껏 잡아당긴다.

체간 근육이 전체적으로 단련된다.

가압강화법

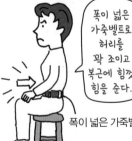

폭이 넓은 가죽벨트로 허리를 꽉 조이고 복근에 힘껏 힘을 준다.

폭이 넓은 가죽벨트

복근이 단련된다.

가압강화법 : 폭이 넓은 가죽벨트를 준비합니다. 벨트로 허리를 꽉 조이고 복근에 힘껏 힘을 줍니다. 이것은 가압 운동의 일종이지요. 원고 집필을 하면서 이 운동을 하곤 합니다. 덕분에 배에 11자 복근이 생겼습니다.

이 5초 근육 강화 운동을 하는 동안에는 호흡을 멈추고 단전에 의식을 집중하며 하는 것이 가장 중요합니다. 이것은 쿰바카Kumbhaka라는 요가 호흡법의 일종입니다.

"쿰바카를 해서 호흡을 멈추면 내재력과 통일력, 주의집중력이 상승하고 온몸의 힘이 단전에 모이므로 균형유지력, 안정력이 높아진다."

"쿰바카 호흡법은 몸과 마음을 하나로 연결하는 스위치 역할을 한다."(《요가종합건강법(상)》)

이렇게 정적 근육 강화법인 아이소매트릭스는 하루에 딱 5초만 해도 되는 손쉬운 운동법입니다. 돈을 들이지 않아도 건강과 장수를 이렇게 쉽게 손에 넣을 수 있습니다. 이제 꾸준히 실천하기만 하면 됩니다. 즐겁게 아주 조그만 노력으로 큰 소득을 얻을 수 있습니다.

근육 운동과 함께 온천도 추천합니다. 10분 정도 탕에 들어갔다가

20분 정도 누워서 조용히 쉬는 것을 하루에 3~4회 반복합니다. 탕에서 나온 뒤 몸속이 따뜻하고 전신의 혈행이 좋아졌을 느낄 것입니다. 온천에는 다양한 효능이 있다는 것을 알고 있을 것입니다. 가장 중요한 것은 혈행 촉진이지요. 아보 도오루 박사가 권하는 암 치료의 3대 요소는 웃음, 채식, 몸을 따뜻하게 하는 것입니다. 온천은 최적의 방법으로, 따뜻한 탕에 몸을 담그면 절로 웃음이 납니다.

주머니 사정이 넉넉하면 가끔은 신나는 음악에 맞추어 춤을 추고 노래하면 스트레스가 한 방에 날아갈 것입니다. 돈은 의사한테가 아니라 이런 곳에 써야 합니다.

온천에 갈 형편이 아니라면 집에서도 같은 효과를 낼 수 있습니다. 역시 약 10분간 입욕, 20분간 휴식을 취합니다. 욕조에서 나온 뒤에는 이불에 목욕 수건을 깔아놓고 편안히 쉽니다. 또 족욕, 반신욕도 혈액 순환을 원활하게 하고 해독하는 데 효과적입니다.

비워야 가볍고 활기차게 산다

일본을 대표하는 메이저리거 다르빗슈 유나 영화배우 후지와라 노리카처럼 일본에서 유명한 운동선수와 배우 사이에서 단식이 유행하고 있습니다. 시마다 슌지 대표(J's 패스팅 칼리지)는 새로운 동향을 제시합니다.

"일본의 수도권에는 패스팅(단식)이라는 말의 인지도가 높아졌어요."

기존의 단식이나 단식도장이라는 말에는 거리를 느꼈던 사람들도 'Fasting'이라는 콘셉트에는 공감하는 모양입니다.

"단식이라고 하면 아무것도 먹지 못하는 고행이라는 이미지가 있으니까요. 무섭다거나 그렇게까지 해서 날씬해지고 싶지 않다고들 생각하죠."

단식이라고 해도 채소주스를 마신다거나 반나절 단식, 3일 단식 등 다양한 단식 방법이 있다는 사실을 알았을 것입니다. 일본에는 단식요법을 행하는 단체가 7개 정도 있습니다. 시마다 슌지 대표가 지도자 자격을 취득한 것은 가장 역사가 오래된 분자정합의학미용식육협회입니다. 식양연구가로 잘 알려진 야마다 도요후미 선생과 효소 단식을 지도하는 쓰루미 다카후미 의사가 특별고문을 맡고 있습니다. 이 협회는 미량 영양소를 공급하면서 실시하는 미네랄단식을 지도합니다. 일본 전국에 약 2백여 지부가 있으며 탄탄한 단식 네트워크가 구축되어 있습니다.

야마다 도요후미 선생은 프로 운동선수의 영양 지도를 하는 것으로도 유명합니다. 시마다 슌지 대표는 "프로 골프 선수인 요코미네 사쿠라, 요미우리 자이언츠 프로야구단 등에 영양과 단식요법을 지도하고 있습니다. 가수이자 영화배우인 미카와 켄이치나 69대 요코즈나인 하쿠호 쇼 스모 선수 등 연예인과 프로 운동선수는 몸과 건강이 자본이니 정말 열심히 합니다."라고 말했습니다.

영화배우 후지와라 노리카의 젊음에 넘치는 모습이나 아름다운 체형, 다르빗슈 투수의 초인적인 활약은 단식을 실천하는 데서 나온 것입니다. 수많은 우승을 차지한 요미우리 자이언츠 구단의 선수들의 뛰어난 실력이 단식 영양 지도에서 나왔다니 의외였습니다. 그들도 약이나 병원에 의존하지 않고 스스로 실천하는 식생활을 개선함으로써 눈부신 성공을 거둔 것입니다.

단식은 건강과 미용뿐 아니라 의료 분야의 새로운 동향으로 전 세계 의학계의 주목을 받고 있습니다.

"단식은 암과 싸우는 최상의 방법일 것이다." (〈타임스〉 2012년 2월 10일자)

단식요법으로 암이 사라졌다는 놀라움에 찬 의학계의 보고가 이어지고 있습니다. 의사와 연구자들은 '메스가 필요 없는 수술!'이라고 절찬합니다. 암뿐 아니라 백혈병, 지방간, 고지혈증, 당뇨병, 심장병, 천식, 간질, 우울증, 치매 등 정신질환에서 오는 불면증, 발기부전, 나아가 다발성경화증 등의 난치병에 이르기까지 놀라운 효과를 보입니다.

그야말로 '만병을 치유하는 묘법'을 늦게나마 현대 의학이 설명하는 것입니다. 그리고 러시아를 비롯한 각국의 병원이 앞다투어 '메스가 필요 없는 수술'을 도입하고 있습니다.

이 책에서 제시한 소식, 웃음, 감사, 긴 호흡, 근력 운동, 이 5가지 '기적의 요법'은 지금 당장이라도 시작할 수 있는 방법입니다. 몇 살에 시작해도 전혀 늦지 않았습니다. 사람의 90세에 상당하는 초고령 쥐를 이용한 실험에서도 열량 제한을 하는 소식요법으로 눈에 띄게 젊어졌다는 결과가 나왔습니다.

몸 상태가 안 좋으면 별생각 없이 약을 먹거나 병원에 가는 버릇을 고쳐야 합니다. 현대인 두 명 중 한 명은 '병원에서 죽임을 당하고 있기' 때문입니다.

미국인의 사망 원인 1위는 '병원'입니다. '상식'에 젖어서 그렇게 무서운 곳을 찾을 건가요? 간단한 단식과 함께 5가지 기적의 요법을 실천해봅시다. 이렇게 쉽게 건강해질 수 있다면 당신의 입가에 놀라움이 가득한 미소가 번질 것입니다.

이렇게 병원에 가지 않고도 병이 나을 수 있는 여러 방법은 현대 의학의 붕괴를 알리는 징조입니다. 이 현상은 앞으로 더욱 빠른 속도로 진행될 것입니다. 사기와 살육의 거대 의료 이권이 무너지는 것과 같지요.

"음식을 먹지 않으면 병이 낫는다!"

이 간단한 진리를 깨달아야 합니다. 지금 병원은 유료 인간 도살장이나 마찬가지입니다. 도망친 사람은 살 수 있습니다. 그러나 그곳에서 머문 사람의 태반은 무참하게 죽음을 맞이할 것입니다.

자, 당신은 어느 쪽을 택하겠습니까?

후나세 슌스케

（참고문헌）

《Become Younger》, Norman W. Walker, Norwalk Press
《Spontaneous Healing》, Andrew Weil, Ballantine Books
《Why You Don't Need Meat》, Peter Cox, HarperCollins
《건강하지 않을수록 더 적게 먹어라》, 시바타 도시히코, 아보 도오루 감수, 윤혜림 옮김, 전
　　나무숲, 2013
《고기를 먹으면 일찍 죽는다》, 모리시타 게이이치, 페가수스
《기적의 현미요법》, 아베 이치리, 라이프샤
《기적이 일어나는 반일 단식》, 고다 미쓰오, 마키노출판
《나는 질병없이 살기로 했다》, 하비 다이아몬드, 강신원 옮김, 사이몬북스, 2017
《너무 많이 먹는 일본인》, 아다치 이와오, 산이치신쇼
《늙지 않는 몸은 뼈로 결정된다》, 야마다 도요후미, 세이슌출판사
《단식 박사의 '서양식 건강법' 입문》, 고다 미쓰오, 산고칸
《단식을 권한다》, 데라이 다카오, 하쿠주샤
《단식이 암을 치유한다》, 쓰루미 다카후미, 후타바샤
《단식·소식 건강법》, 고다 미쓰오, 슌쥬샤
《돼지감자의 놀라운 효능》, 다카하시 겐보쿠, 이시즈에
《마사오카 시키의 병상 육 척》, 마사오카 시키, 인문사
《먹는 것을 끊었습니다》, 모리 미치요, 마키노출판
《무엇을 먹을 것인가》, 콜린 캠벨 외, 유자화 옮김, 열린과학, 2012
《미국식 식생활을 하면 일찍 죽는다》, 후나세 슌스케, 카덴샤
《간헐적 단식과 길게 내쉬는 호흡》, 다츠무라 오사무 감수, 블루로터스퍼블리싱
《병원에서 살해당하다》, 후나세 슌스케, 산고칸
《불식 실천》, 야마다 다카오, 산고칸
《빨리 고기를 끊지 않을 건가?》, 후나세 슌스케, 산고칸
《사람은 먹지 않아도 살 수 있다》, 야마다 다카오, 산고칸
《소식을 실천하면 세상이 구원된다》, 고다 미쓰오, 산고칸
《숨겨진 조혈의 비밀》, 사코 다케시, Eco크리에이티브
《슈퍼 효소 의료》, 쓰루미 다카후미, 구스코출판

《식사도를 권한다》, 이와자키 테루아키, 마이니치신문사홋카이도지사

《식양의 길》(제1, 5, 6, 15호), 야마토쇼쿠요토모노카이

《실천 명상 요가 생활편》, 오키 마사히로, 니치보출판사

《실천 명상 요가 입문 해설 · 깨달음 · 삼미》, 오키 마사히로, 니치보출판사

《암 환자는 현미를 먹어라》, 이토 에츠오, 겐다이쇼린

《오래 살고 싶으면 굶어야 한다?!》, 후나세 슌스케, 도쿠마쇼텐

《요가종합건강법》, 오키 마사히로, 지치출판사

《일본식 장수건강법》, 가와시마 시로, 요미우리신문사

《장수를 원하면 아침을 굶어라》, 히가시 시게요시, 안중식 옮김, 지식여행, 2003

《전통식의 복권》, 시마다 아키오, 도요경제신문사

《지금의 식생활로는 빨리 죽는다》, 이마무라 고이치, 게이자이카이

《지시마학설 입문》, 가세야마 기이치, 지유샤

《초장수의 조건》(개정판), 마유미 사다오, 도세이샤

《효소가 만드는 장 면역력》, 쓰루미 다카후미, 다이와쇼보

《효소가 병에 걸리지 않는 몸을 만든다!》, 쓰루미 다카후미, 세이슌출판사

《효소의 비밀》, 쓰루미 다카후미, 김정환 옮김, 싸이프레스, 2014

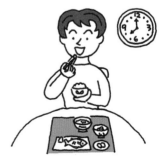

절반만 먹어야 두 배 오래 산다

간과 신장을 해독하고 혈관을 깨끗하게 하는 간헐적 단식의 과학

1판 1쇄 펴낸 날 2024년 10월 10일

지은이 후나세 슌스케
옮긴이 오시연
주간 안채원
편집 윤대호, 채선희, 윤성하, 장서진
디자인 김수인, 이예은
마케팅 함정윤, 김희진

펴낸이 박윤태
펴낸곳 보누스
등록 2001년 8월 17일 제313-2002-179호
주소 서울시 마포구 동교로12안길 31 보누스 4층
전화 02-333-3114
팩스 02-3143-3254
이메일 bonus@bonusbook.co.kr

ISBN 978-89-6494-716-6 03510

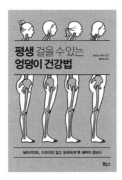

평생 걸을 수 있는 엉덩이 건강법

마쓰오 다카시 지음 | 황미숙 옮김 | 200면

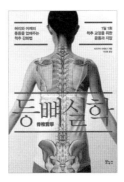

등뼈 실학

이시가키 히데토시 지음 | 이진원 옮김 | 152면

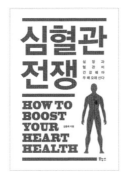

심혈관 전쟁

김홍배 지음 | 288면

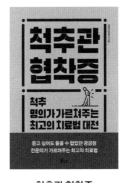

척추관 협착증

기쿠치 신이치 외 지음 | 232면

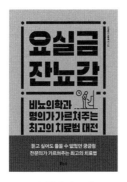

요실금 잔뇨감

다카하시 사토루 외 지음 | 232면

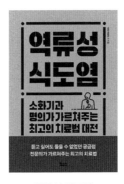

역류성 식도염

미와 히로토 외 지음 | 208면

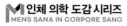
인체 의학 도감 시리즈
MENS SANA IN CORPORE SANO

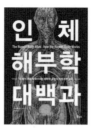

인체 해부학 대백과

켄 에슈웰 지음 | 232면

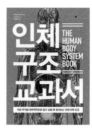

인체 구조 교과서

다케우치 슈지 지음 | 전재우 감수 | 208면

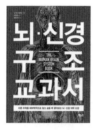

뇌·신경 구조 교과서

노가미 하루오 지음
이문영 감수 | 200면

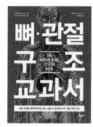

뼈·관절 구조 교과서

마쓰무라 다카히로 지음
다케우치 슈지, 이문영 감수 | 204면

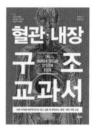

혈관·내장 구조 교과서

노가미 하루오 외 2인 지음
이문영 감수 | 220면

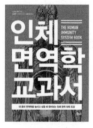

인체 면역학 교과서

스즈키 류지 지음 | 김홍배 감수 | 240면

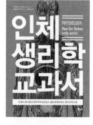

인체 생리학 교과서

이시카와 다카시, 김홍배 감수 | 243면

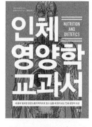

인체 영양학 교과서

가와시마 유키코, 김재일 감수 | 256면

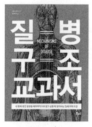

질병 구조 교과서

나라 노부오 감수 | 208면

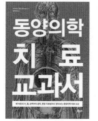

동양의학 치료 교과서

센토 세이시로 감수 | 264면

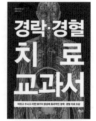

경락·경혈 치료 교과서

후세 마사오 감수 | 224면